Doris Burger

Das Handbuch für den guten Ehemann

Von Kompliment bis Hausarbeit: Alles was Mann wissen muss

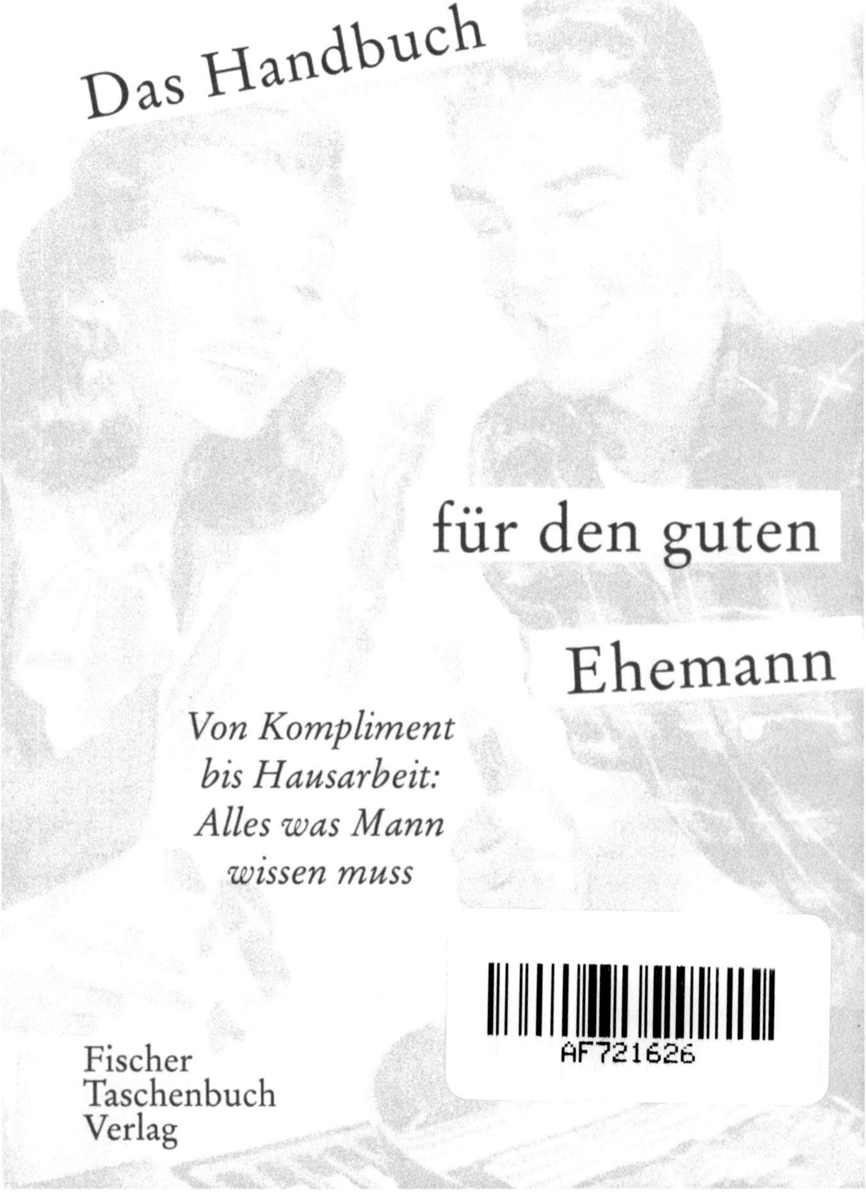

AF721626

Fischer Taschenbuch Verlag

Dieses Buch ist der unveränderte Reprint einer älteren Ausgabe.

Erschienen bei Fischer Digital
© S. Fischer Verlag GmbH, Frankfurt am Main 2014

Printed in Germany
ISBN 978-3-596-30023-5

Die Nutzung unserer Werke für Text- und Data-Mining im Sinne von § 44b UrhG behalten wir uns explizit vor.

Kontaktadresse nach EU-Produktsicherheitsverordnung:
produktsicherheit@fischerverlage.de

Originalausgabe
Veröffentlicht im Fischer Taschenbuch Verlag,
einem Unternehmen der S. Fischer Verlag GmbH,
Frankfurt am Main, Februar 2008

© S. Fischer Verlag GmbH, Frankfurt am Main 2008
Satz: Pinkuin Satz und Datentechnik, Berlin
Druck und Bindung: Druckerei C. H. Beck, Nördlingen
Printed in Germany
ISBN 978-3-596-17444-7

Ja, ich will! Sie haben sich entschieden. Sie wollen den Rest Ihres Lebens mit Ihrer Liebsten verbringen. Ihrer Ehefrau. Bravo! Ein mutiger Entschluss. Und die erste Chance für das Glück. Damit es aber auch wirklich eine Ewigkeit anhält, muss man(n) einiges dafür tun!
Seit Jahren untersucht die Autorin das Phänomen der »guten Ehe«. Das Ergebnis kann sich sehen lassen – inklusive Selbsttest und den Top Ten der Ärgernisse und Freuden: Denn ihre bissigen und äußerst humorvollen Kommentare und Tipps wappnen Sie gegen kleinere und größere Störfälle. Denn wie beim Auto kann in der Ehe nur eine rechtzeitige Wartung und Pflege vor einer Panne oder einem Totalschaden schützen. Deshalb heißt die Devise für den guten Ehemann: Vorbeugen und glücklich werden!

Doris Burger lebt als freie Autorin und Redakteurin in Hamburg. Sie schreibt für renommierte Zeitschriften und veröffentlicht erfolgreiche Sachbücher zu den Themen Gesundheit und Fitness, Partnerschaft und Erotik. Zuvor war sie Textchefin bei »Fit for Fun«, Ressortleiterin bei »Für Sie« und Redakteurin bei »Cosmopolitan«. Sie ist Sport- und Erziehungswissenschaftlerin und seit sieben Jahren glücklich verheiratet.
Mehr zur Autorin: www.dorisburger.de

Unsere Adresse im Internet: www.fischerverlage.de

Inhalt

Vorwort 7
Ein Mann, ein Wort: Ja, ich will! 7

Aufmerksamkeit und Komplimente 9
So viel Zeit muss sein 10
Hören Sie ihr zu! 17
Komplimente: Die Würze des Liebeslebens 23
Knoten obligatorisch: Vergessen Sie keinen Jahrestag! 30
Mutig und originell: Richtig schenken leicht gemacht 36
Dinner for Two –
und andere willkommene Überraschungen 41

Schutz und Ritterlichkeit 47
Das 1 × 1 des guten Tones: selbstverständlich höflich 47
Herrlich ausgehen! 51
Gemeinsam eingeladen 63
Begleitung auf vielen Wegen 67

Hausarbeit: eine Sache für zwei 75
Basics 76

Wer macht was? Die Ressortlösung 84
Küchengeheimnisse 97
Von Steuern und anderem Papierkram 106
Men's Work: In Garten, Keller und Garage 111

Der gute Vater 120
Hallo Junior! 121
Papa ist der Größte! 129
Alte und neue Väter 137
Rollenspiele: Children's Day! 143

Arbeit und mehr: das Leben außer Haus 152
Entscheidungen im Job – für die Familie 153
Selbstverständlich fleißig 162
Vorsicht Falle: Von Betriebsfeiern und Geschäftsreisen 169
Geld oder Leben? 176

Private Parts: Körperpflege und Intimleben 183
Fein gekleidet 183
Body in Bestform 192
Körperfragen 202
Scharfe Sachen 209

Das fordert den ganzen Mann 224
Schwanger auf den ersten Blick 225
Feste feiern 226
Unter Müttern – die Mutter Ihrer Frau 236
Ihre Mutter – Zündstoff in jeder Beziehung 241
Freunde! 246
Alle Jahre wieder: Weihnachten! 250

Extras 257
Der Test: Sind Sie ein guter Ehemann? 257
Die Top Ten der Ärgernisse 259
Die Top Ten der Freuden 260
Literatur 261

Vorwort

Ein Mann, ein Wort: Ja, ich will!

Sie haben sich entschieden. Sie wollen den Rest Ihres Lebens mit einer geliebten Frau verbringen. Ihrer Frau.

Bravo. Ein mutiger Entschluss. Und die erste Chance für Ihr Glück.

Ja-Sagen, nicht länger zögern, sondern eine Entscheidung treffen: »Ja, ich will!« Das ist besonders mutig in einer Welt des Herumlavierens, des Es-sich-noch-einmal-überlegen-Wollens, des Sich-noch-einmal-Zusammentelefonierens, bevor man nur wagt, eine Verabredung zum Kaffee zu treffen.

Auf einem klaren Ja kann man aufbauen. Es ist eine gute und sichere Basis. Und da Sie sich nun schon entschieden haben, wollen Sie das Unternehmen sicherlich auch zum Erfolg führen.

Sehen Sie Ihr Privatleben als Projekt: Mit den richtigen Tools werden Sie auch schwierige Passagen souverän zu meistern wissen. Wichtig ist dabei ein guter Streckenplan. Dieser Plan ist eher vergleichbar mit einer detaillierten Seekarte denn mit Ihrem Navigationsgerät, das Ihnen rechtzeitig und genau sagt, wo Sie abbiegen und im Zweifelsfall sogar umkehren sollten. In einer Ehe sind die Untiefen nur bei genauem Hinsehen auszumachen. Sie müssen auf kleine Fahnen und Bojen achten, auf einen bestimmten Wellenschlag, auf verdächtige Strudel. Immer wieder hilfreich ist ein Blick auf den Windmesser, um die Manöver rechtzeitig einleiten zu können, bevor die Windrichtung endgültig gedreht hat.

Aber Sie werden das Schiff schon steuern! Mit diesem Ratgeber haben Sie Plan und Werkzeuge gleichermaßen zur Hand. Nur lesen müssten Sie dann schon selbst.

Kleine Hilfe: Für den gestressten Ehemann finden sich Check-Listen am Ende jedes Kapitels: Mit klaren Tipps zur schnellen Übersicht.

Ihre Frau ist eine Frau – nicht etwa ein Garderobenständer. Das sollten Sie immer im Blick behalten und ihr zeigen. So oft wie möglich.

Aufmerksamkeit und Komplimente

Schon früh am Morgen kann man eine Menge richtig machen. Sagen Sie »Guten Morgen, mein Liebling«. Oder sagen Sie Schatz, Engel oder eben ihren Namen, am besten verbunden mit einer zärtlichen Geste oder einem kleinen Kuss.

»Guten Morgen, mein Liebling!« Das ist der Satz, nach dem sich Singles verzehren. Sie haben andere Freiheiten im Bett, aber diesen einen vertrauten Satz am Morgen vermissen sie schmerzlich. Aufzuwachen mit dem warmen Gefühl, da ist ja noch einer. Der geliebte Mann!

Jeden Morgen wieder eine neue Freude: Hallo!

Genießen Sie das gemeinsame Aufwachen. Kuscheln Sie noch einen Moment, liegen Sie einen Augenblick Löffelchen, stehlen Sie sich eine Minute Glück. Der kluge Mann baut vor und stellt den Wecker einige Minuten früher. Vielleicht ist ja auch die Morgenstunde Ihre Stunde der Wahl, um in den kostbaren Momenten zwischen Traum und Aufwachen noch ein kleines Zwischenspiel einzubauen. Schöne Sache.

Wie es weitergeht, hängt nun stark von der Familienzusammensetzung und dem Zeitbudget ab. Wenn Kinder zu früher Stunde in Schule oder Kindergarten gehen müssen, und man sie vielleicht selbst dort pünktlich vor der Arbeit abzuliefern hat, wird sich zügig die Realität ins Bett rollen. Und das Pflichtprogramm muss beginnen, auf die Minute genau.

Wenn nicht, genießen Sie die Freiheit: Verwöhnen Sie Ihre Frau mit Zärtlichkeiten, wenn Sie mögen, versuchen Sie sie zu verführen. Viele Frauen sind morgens sehr zugänglich, besonders, wenn die Nacht davor schon ergiebig war. Noch warm und weich und bereit zu sein, lässt auf eine Zugabe hoffen.

So viel Zeit muss sein

Noch wichtiger als Sex am Morgen sind aber die gelungenen Rituale des Alltags. Sicherlich wissen Sie schon genau, wie Ihre Frau am Morgen tickt. Ist sie ein ausgesprochener Morgenmuffel und vor dem ersten Kaffee nicht in der Lage, einen geraden Satz zu formulieren?

Das ist geradezu eine Steilvorlage. Dazu ein Beispiel:

Regina ist seit 15 Jahren verheiratet. Die Liste ihrer Beschwerden ist lang: Er sei zu phlegmatisch, würde niemals die Initiative ergreifen, er sei unzufrieden im Job und ständig am Jammern, aber nicht bereit, irgendetwas zu verändern. Zum Ausgleich würde er zu viel essen und seine fette Figur könne sie bald nicht mehr sehen. Als Vater sei er eher nachlässig und im Bett auch nicht gerade die Kanone, mit absteigender Tendenz. Doch was Regina immer wieder für ihren Mann einnimmt: Er bringt ihr jeden Morgen einen Milchkaffee ans Bett. Jeden Morgen. Und das seit 15 Jahren!

He, so einfach ist das? Ja, manchmal schon.

Morgenmuffel können unendlich dankbar für verlässliche,

regelmäßige Unterstützung sein. Sie sind glücklich, wenn sie nach dem Weckerklingeln noch einmal freundlich geweckt werden. Mein eigener guter Ehemann macht nahezu täglich Tee und schnippelt Obst und wirft mich anschließend liebevoll aus dem Bett, selbst wenn er an dem Tag keine Termine hat. Zu Zeiten, in denen er bereits um sechs Uhr zur Arbeit musste, verließ er hingegen lautlos das Bett, um sich kurz vor dem Gehen noch mit einem Kuss zu verabschieden: »Tschüs, bis heute Abend.« Herrlich, sich dann nochmal wohlig umdrehen zu können und zu wissen, dass der eigene Wecker erst in zwei Stunden klingeln wird.

So geht's: Gut vorbereitet!
Wenn Sie selbst ein Morgenmuffel sind, sollten Sie bereits am Abend alles Notwendige vorbereiten: Frühstückstisch decken, Utensilien griffbereit stellen, frische Kleidung aussuchen und bereitlegen. Eventuell auch für die Kinder. Dann klappt morgens alles quasi automatisch.

Die Zeit, die Sie also morgens einsetzen, ist gut investiert. Verlassen Sie niemals das Haus, ohne sich liebevoll zu verabschieden. Nehmen Sie sie nochmals in den Arm, küssen Sie sie. So viel Zeit muss sein. Denn wer weiß, was dieser Tag bringen wird? Auch wenn Sie nicht gerade als Testpilot arbeiten, der Alltag ist immer rau und gefährlich. *Shit happens.* Das vertraute Gefühl am Morgen ist durch nichts zu ersetzen.

Offroad

Sind Sie unterwegs oder auf Geschäftsreise, lassen Sie Ihre Frau zwischendurch immer wieder wissen, wie es Ihnen geht.

Rufen Sie an, schicken Sie eine kurze SMS. Was Sie vielleicht für vollkommen überflüssig halten (»morgen Abend bin ich doch eh schon wieder zurück«), wird Ihre Frau erfreuen. Manche Ehemänner hinterlassen Liebesgrüße zu Hause, die sie bei Gelegenheit finden wird, andere schicken zur Abwechslung ganz altmodisch eine Postkarte.

Das richtige Maß an Aufmerksamkeiten einzuschätzen, ist allerdings eine Gratwanderung. Rufen Sie Ihre Frau nicht mehr als maximal zweimal täglich an (außer es gibt tatsächlich außerordentlich viel zu besprechen). Keinesfalls sollten Sie den Eindruck entstehen lassen, sie kontrollieren zu wollen!

Wenn Sie unterwegs sind, hat Ihre Frau natürlich alle Freiheiten. Sie kann sich mit einer Freundin verabreden, open end ins Fitnessstudio gehen (mit viel Zeit für die Therme!), genüsslich ein Bad nehmen, ohne nebenbei das Handy bewachen zu müssen. Sie kann natürlich auch einfach ins Kino gehen oder einen alten Freund treffen. Wahrscheinlich wird sie das alles gar nicht tun, sondern wie üblich arbeiten und für den Alltag sorgen. Gerade wenn Sie Kinder haben, sind die Freiheiten ohnehin beschränkt. Aber die Möglichkeit zu haben, all dies selbstverständlich tun zu können, ist ein gutes Gefühl. Zu den gegenseitig zugestandenen Ausflügen und Eskapaden kommen wir später noch en détail.

Wenn Sie Ihre Frau erreichen, fragen Sie am besten, wie es ihr geht. Hat sie Lust und Zeit, wird sie erzählen, was sie gerade tut. Wenn nicht, ist das auch in Ordnung. Vielleicht will sie sich nicht lange bei der Arbeit unterbrechen. Für Ihre Frau ist es einfach wichtig zu wissen, dass Sie an sie denken und sie vermissen. Für detaillierte Berichte ist nach der Rückkehr immer noch Zeit genug.

Nicht jeder arbeitet außer Haus. Gerade Freiberufler haben oft ihre Arbeitsstelle in der Nähe oder sogar – als Home Office – direkt in der Wohnung. Für Paare bedeutet das Chance und Risiko zugleich. Es gilt Rituale zu entwickeln, die klarmachen, wann Arbeit und wann Privatleben angesagt ist. Am besten geht das mit einer Tür zum Arbeitszimmer, zum Atelier oder zur Werkstatt. Ist sie offen bedeutet das, ich bin zwar bei der Arbeit, aber mit weniger wichtigen Routinearbeiten (wie Buchhaltung oder allgemeinen Recherchen) beschäftigt. Tür zu heißt: Klausur. Bitte nicht stören.

Besonders wichtig sind diese Signale, wenn auch Kinder im Haus sind. Auch sie sollten klar erkennen können, wann sie sich mit ihren Wünschen zurückhalten müssen.

Für den besten aller Ehemänner ergeben sich daraus wunderbare Gelegenheiten zu Aufmerksamkeiten: Ist mein Mann zu Hause und hat eine lange Weile keinen Ton von mir gehört, kocht er beispielsweise schon einmal einen Kaffee – und bringt dann leise eine dampfende Tasse an den Schreibtisch. So ist es recht, in einem solchen Fall wird sich der arbeitende Mensch sicher gerne zu einer kurzen Pause überreden lassen.

Viele lassen sich leider allzu oft ablenken und sind am Abend dann unzufrieden, weil sie ihr Pensum nicht geschafft haben. Sollte Ihre Ehefrau Schwierigkeiten haben, sich abzugrenzen, helfen Sie ihr dabei: Geben Sie ihr das Gefühl, dass es vollkommen in Ordnung ist, wenn sie einige Stunden lang ungestört arbeiten möchte. Unterbrechen Sie sie bitte nicht wegen Kleinigkeiten. Sie sind ein Mann und können selbst entscheiden: Beispielsweise finden Sie mit einem Blick in den Kühlschrank selbst heraus, was einzukaufen ist. Oder mit einem Blick auf den Stundenplan der Kinder, wer wann nach Hause kommt oder einen Termin hat.

> **So nicht: Entscheidungsschwäche**
> Heidruns Mann, Journalist genau wie sie, übernimmt tageweise die Kinder. Aber immer wieder gerät er in Situationen, die er alleine nicht zu regeln weiß. Gerade hat er der Tochter versprochen, sie zum Hockey zu bringen, aber einen Termin des Sohnes dabei vergessen. Was soll er jetzt machen? Mit diesem Gewissenskonflikt ruft er sie mitten in der Konferenz auf dem wichtigen privaten Telefon an!

Auch wenn sie häufiger werden, sind die Freiberufler mit dem häuslichen Büro und die Teilzeit-Hausmänner noch immer die Ausnahmen in der Arbeitswelt. Die Arbeit außer Haus ist die verbreitete Regel: Also morgens aus dem Haus zu gehen und abends wieder zurückzukommen.

Back home – Zurück zu Hause

Wenn Sie am Abend zurückkommen, sollten Sie auch wirklich da sein. Das heißt: Sie sollten nicht nur als reine Materie durch die Tür schweben, in Gedanken aber noch in der Geschäftsgalaxie weilen, sondern bei Ihrer Ankunft auch wirklich präsent sein. Sie kommen nach Hause! Ihr Zuhause. Und wunderbarerweise wird Ihre Frau vielleicht auch zu Hause sein. Wie schön, sie wiederzusehen. »Hallo, mein Schatz!« Begrüßen Sie sie, nehmen Sie sie kurz in den Arm, machen Sie ihr ein Kompliment.

So geht's: Zärtliche Begrüßung ist gut fürs Herz
Kardiologen aus Toronto haben es untersucht: Wer Stress am Arbeitsplatz hat, aber am Abend liebevoll begrüßt wird, schützt seine Gesundheit. Die zärtliche Begrüßung senkte den Blutdruck nachweislich!

Vielleicht hat sie bereits das Abendessen vorbereitet, aufgeräumt, für Blumen gesorgt? Schauen Sie sich um, schauen Sie sie an. Haben Sie ihr vielleicht etwas mitgebracht? Wenn auch nur die Petersilie und den Liter Milch, um die sie gebeten hatte? – Stimmt, da war doch noch was! Autsch. Das kann schon die erste Missstimmung ergeben. Hallo? Gehen Sie im Zweifel nochmals los, nicht ohne zu fragen, ob vielleicht sonst noch etwas fehlt. (Fehlstände auch selbst zu erkennen, ist ebenso willkommen. Dazu später mehr.)

Noch besser: Bauen Sie selbst einen Zeitpuffer ein, wenn Sie die Galaxie wechseln. Ideal ist es, ein Stück spazieren zu gehen. Die Bewegung fördert die Erholung, die frische Luft bringt die Energie zurück. Vielleicht parken Sie morgens zwei Blocks von der Arbeit entfernt und laufen den Rest: Schon haben Sie abends wieder Bewegung gewonnen. Vielleicht können Sie auch ein Park-and-ride-System installieren oder vielleicht fahren Sie lieber mit dem Fahrrad.

Diese Frischluft-Kur ist gesund und gratis. Natürlich könnten Sie auch eben noch ins Bistro gehen und ein gepflegtes Feierabendbier zischen ... Das schafft zwar auch Abstand, aber auf die Dauer andere Probleme. Also Laufen. Oder Sport. Damit wird nicht nur der Geist entlastet, sondern auch der Rücken. Beispielsweise. Und garantiert fällt Ihnen dabei auch wieder ein, was Sie einkaufen sollten oder wollten. Der Abend kann beginnen.

Was auch immer er bringen wird, intensive Gespräche mit Ihrer Frau, einen gemeinsamen Spaziergang mit dem Baby, ausgehen oder kuscheln, Sie sind bereit und aufnahmefähig.

Und wenn Sie irgendwann müde ins Bett fallen, vergessen Sie natürlich nicht, gute Nacht zu sagen. Aber das ist sowieso schon klar. »Gute Nacht mein Liebling. Schlaf gut.«

Apropos erholsamer Schlaf: Ein guter Ehemann schnarcht nicht! Sollten Sie ab und zu damit Probleme haben, trainieren Sie sich darauf, eine stabile Seitenlage einzunehmen, die unangenehme Geräuschentwicklungen verhindert. Sollten Sie von ihr angestoßen werden, weil es doch passiert ist, entschuldigen Sie sich sofort und freundlich. Und dann hören Sie bitte auf zu schnarchen!

Checkliste: Aufmerksam durch den Tag!

- Begrüßen Sie ihre Frau morgens liebevoll!
- Bereiten Sie Tee oder Kaffee, am besten das gesamte Frühstück zu.
- Verabschieden Sie sich immer mit einem Kuss oder einer Umarmung.
- Melden Sie sich auch tagsüber, vor allem wenn Sie auf Reisen sind.
- Kommen Sie aufmerksam und aufnahmebereit nach Hause.
- Wünschen Sie ihr stets liebevoll gute Nacht.
- Schnarchen Sie nicht!

Hören Sie ihr zu!

Der Abend ist der heikelste Moment des Tages. Die Art und Weise, wie Sie nach Hause kommen, kann entscheidend sein. Ideal, wenn Sie bereits Ihre halbe Stunde Erholung hatten. Denn jetzt sollten Sie aufmerksam sein.

Wenn Sie Kinder haben, ist nun der ganze Mann gefordert. Vielleicht hat Ihre Frau Sie schon sehr vermisst, vielleicht ist sie erschöpft von der täglichen Mühe mit dem Baby, vielleicht ist sie froh, die Verantwortung jetzt an Sie abgeben zu können. James, übernehmen Sie!

Vielleicht möchte sie aber auch nur reden. Über ihren Tag. Sei es im Job oder zu Hause oder auf der strengen Straße zwischen beidem. Wozu hat man denn einen Mann? Endlich kann sie alles loswerden, was sie weder dem Chef noch dem Baby erzählen konnte. Das Reden entlastet und entspannt.

Okay. Hören Sie ihr zu. Hören Sie ihr *richtig* zu. Versuchen Sie zu verstehen, was passiert ist oder vorgeht. Fragen Sie im Zweifel nach, stellen Sie dabei reine Verständnisfragen. Formulieren Sie nochmals in Ihren Worten. Geben Sie aber bitte keine Ratschläge!

Über die unterschiedliche Kommunikation zwischen Frauen und Männern wurden bereits Dutzende von Ratgebern verfasst. Sie erzählen, dass Frauen von anderen Planeten kämen. Das ist Blödsinn. Nur eines ist wichtig zu wissen: Frauen hängen an dem Gedanken, dass sie verstanden werden wollen. Am liebsten von ihrem Mann. Und sie glauben, dass sie sich mit Worten verständlich machen können.

Je unverstandener sie sich fühlen, desto mehr reden sie. Sie wollen Ihnen einfach begreiflich machen, was sie meinen. Also suchen sie ein neues Beispiel, das den Sachverhalt oder die Situation vielleicht klarer macht oder illustriert. Sie erzählen eine ähnliche Geschichte, die einer Freundin oder Kollegin unlängst passiert ist. – Ihnen mag das vorkommen, als würde sie vom Thema abschweifen. Vom Hundertsten zum Tausendsten kommen. – Dabei hat sie nur das Gefühl, Sie hätten sie noch nicht verstanden.

Kürzen Sie das Procedere ab, indem Sie einfach richtig zuhören. Sobald Sie verstanden haben, ist sie glücklich.

Sollte sie übrigens tatsächlich einen Ratschlag oder eine Lösung wünschen, wird sie genau das auch sagen: Was meinst du denn dazu? Wie würdest du dich verhalten? Was soll ich machen?

Dann, und erst dann, können Sie konstruktive Vorschläge unterbreiten. Sind Sie unsicher, ob Ihre Hilfe willkommen ist, stellen Sie die einfache Frage: »Wie kann ich dir helfen?« Diese Frage ist ein absolutes Zauberwort. Meist stellt sich dann nicht nur heraus, dass sie einen Rat möchte. Sondern neben warmen Worten auch echte Hilfe. Denn darauf läuft es oft hinaus: Tatkräftige Unterstützung ist so gut wie immer willkommen.

Ladys first!

Beim Zuhören ist es wie in der Liebe: Es kann gut sein, dass sie ein wenig länger braucht. Umso angenehmer für beide, wenn Sie ihr den Vortritt lassen. Sobald sie das Wichtigste losgeworden ist und das Gefühl hat, verstanden worden zu sein, wird sie sich entspannen. Nun kann sie auch auf Ihre Wünsche eingehen.

Es ist ein Zeichen echter Wertschätzung, wenn Sie ihr diese Zeit schenken. Und ihre Erlebnisse nicht als unwichtigen Kram abtun. Dies ist umso wichtiger, je weniger echte Ansprechpartner sie tagsüber hat (Babys und Haustiere zählen nicht!). Da kommt über einen langen Tag mit zahllosen kleinen Kämpfen so einiges zusammen. Gerade wenn Sie Kinder haben, ist Zuhören erste Pflicht eines guten Ehemannes. Schließlich haben Sie diese Arbeitsteilung vereinbart. Also ist Ihr Part in Familie und Haushalt genauso wichtig wie Ihr Job außerhalb. Vielleicht langweilen Sie Schulärger oder Details zu Hobbys und neuen Freunden der Kinder. Vielleicht aber langweilt es Ihre Frau im Grunde auch: Umso besser, wenn man sich kurz austauschen und vielleicht eine gemeinsame Linie abstimmen kann.

Manche Männer scheinen die Erzählungen ihrer Ehefrau einfach als Klangteppich hinzunehmen, wie ein Radio, das im Hintergrund plätschert. Sie spielen Aufmerksamkeit, indem sie ab und zu »hm, hm«, oder »wie du meinst« einwerfen. Indes haben sie überhaupt nicht zugehört. Das zeigt sich beispielsweise dann, wenn sie nur vage in Erinnerung haben, dass sie etwas tun oder mitbringen sollten. Was es war, ist vor Ort wie weggeblasen. Gestern kam der beste Ehemann von allen mit einem großen Becher Naturjoghurt an, statt mit neuen Filtern für den Dunstabzug. Der Laden war immerhin der richtige: der Drogeriemarkt. Seit Neuestem führt er auch Milchprodukte.

Doch schlimmer noch, wenn statt der Einkäufe die Kinder vergessen werden. Oder wenn sie am Abend weggehen möchte, weil sie seit Wochen mit ihrer Freundin zum Konzert verabredet ist. Etwa drei Mal hat sie das schon gesagt, in Abständen von mehreren Tagen. Zuletzt am Morgen: »Du denkst bitte daran, dass ich heute Abend pünktlich los muss.« Und am Abend kommen Sie gerade zur Haustür herein und sagen völlig ahnungslos: »Wo willst du denn jetzt hin?« Dann ist der Ärger natürlich vorprogrammiert.

So nicht: Die Luftnummer

Gerhard wurde von seiner Frau gebeten, abends die Tochter von der Zirkusschule in Neuenheim abzuholen. Er fuhr nach Handschuhsheim zum Ballett und wartete dort geduldig im Wagen. Bis seine Frau anrief, wo um alles in der Welt er denn sei? Die Tochter stand bereits eine Viertelstunde frierend vor der Zirkusschule! Nicht nur, dass er ganz offensichtlich am Morgen nicht richtig zugehört hatte. Es schien ihm auch völlig entgangen zu sein, dass die Tochter bereits drei Monate zuvor das Tanzen zugunsten der Akrobatik aufgegeben hatte.

Entspannter kann es am Abend natürlich zugehen, wenn Sie beide gleichermaßen berufstätig sind. Dann haben Sie oft beide das Bedürfnis, zunächst einmal in legere Freizeitklamotten zu schlüpfen, einen Drink zu nehmen, die Beine hochzulegen und ein wenig Abstand zu finden. Ruhe kann dann sehr wohltuend sein. Oder ein wenig Smalltalk. Da lässt sich locker plaudern, über Kollegen und Jobs, Verkehr und Politik. Und was wollen wir heute Abend essen? Haben wir etwas eingekauft? Oder sollen wir vielleicht noch einmal um den Block gehen? Wie wäre es mit Nudeln beim Italiener? – Oder mit Kino? – Herrliche Zeiten.

Nach dem Kino dürfen Sie Ihre Frau übrigens gerne noch zu einem Drink überreden. Vis-à-vis zu sitzen erleichtert die Kommunikation. Die zweite Möglichkeit, um gut ins Gespräch zu kommen, ist ein Spaziergang. Dabei lässt sich auch trefflich schweigen und seinen Gedanken nachhängen. Nach einer Weile kommt man dann vielleicht auf die wirklich wichtigen Themen: Der Blick zum Horizont erleichtert das Denken und bringt neue Ideen.

Auch Männer haben manchmal das Bedürfnis zu reden. Im Film »Cast Away – Verschollen« findet Chuck Noland (Tom Hanks) in einem angeschwemmten Paket einen Volleyball. Er malt ihm ein Gesicht und gibt ihm einen naheliegenden Namen: Wilson. Wilson wird sein bester Freund. Sein einziger auf der unbewohnten Insel, wo er als Überlebender eines Flugzeugabsturzes gestrandet ist. Wilson hört zu und gibt keine Widerworte. Aber Chuck versteht sehr gut, wenn Wilson mit einer Entscheidung nicht einverstanden ist. »Ja, ja, ich weiß, das war keine gute Idee vor einem Jahr. Wir brauchen festere Stricke. Starke Stricke, die nicht reißen.«

Der Journalist und Schriftsteller Axel Hacke wiederum hielt jahrelang nächtliche Zwiesprache mit einem alten, brummigen Kühlschrank namens Bosch. Auch Bosch diente als Projektionsfläche (in der Psychoanalyse heißt das »Spiegel«). Er reflektiert die Gedanken und hilft, Klarheit zu finden und zu neuen Erkenntnissen zu kommen. Sie bilden sich häufig, wenn man Dinge ausspricht. Laut ausspricht. Man hört seine eigene Stimme, hört, ob etwas logisch klingt, einleuchtend, überzeugend. Oder ob die Idee albern ist, kindisch und unausgereift.

Trauen Sie sich stattdessen, Ihre Frau anzusprechen. Frauen sind besser als Volleybälle. Oder Kühlschränke. Erzählen Sie ihr von Ihren Gedanken, auch von vagen Ideen oder unausgereiften Plänen. Sie müssen nicht alles mit sich selbst ausmachen – Sie leben nicht auf der einsamen Insel.

Auch wenn es ihr manchmal so erscheinen mag.

Viele Frauen quälen sich mit dem Gedanken, was ihren Mann denn bewegt. Gerade wenn er eine besonders schweigsame Phase hat, wird sie grübeln, was denn wohl nicht stimmt.

Und ob sie etwas damit zu tun hat. Beziehungsweise nichts mehr damit zu tun hat. Ist es Ärger im Büro – oder bedeutet sein Schweigen Schlimmeres? Mit wem teilt er seine Gedanken? – Vermutungen sind oft weitaus belastender als unangenehme Gewissheiten.

Es ist falsch verstandene Rücksichtnahme, wenn Sie berufliche Schwierigkeiten verschweigen. Beziehen Sie Ihre Frau mit ein. Sie wird sich über das Vertrauen freuen. Und mit Ihnen gemeinsam nachdenken, was Sie tun könnten. Oft wird sie auf ungewöhnliche Ideen kommen. Denn sehr häufig hat Ärger im Beruf mit quasi nebensächlichen Beziehungsgeschichten zu tun. Vielleicht haben Sie übersehen, dass Sie dem Kollegen mit einem forschen Vorschlag nicht geholfen haben. Sondern dass er sich zurückgesetzt und überfahren fühlte. Und Sie jetzt – quasi als Retourkutsche – bei jeder sich bietenden Gelegenheit auflaufen lässt.

Verstehen Sie sich als Team. Lassen Sie Ihre Frau an Ihrem Leben teilhaben – und nehmen Sie wiederum an ihrem Leben teil. Was Sie bewegt ist wichtig. Und umgekehrt. Eine partnerschaftliche Beziehung respektiert die unterschiedlichen Arbeitsfelder und nimmt auch kleine Stolpersteine auf dem Weg ernst.

Dass Männer nicht sprechen können, ist ein altes Vorurteil. Sie haben lediglich gelernt, anders zu sprechen. Sie sind stärker auf die Wirkung bedacht und verfolgen ein bestimmtes Ziel. Warum sind die meisten Außendienstmitarbeiter Männer? Versicherungs- oder Staubsaugervertreter zum Beispiel? Weil sie so eloquent und überzeugend reden können! Bis dem oder vielmehr der anderen rein gar kein Gegenargument mehr einfallen mag. Politiker sind ebenfalls überwiegend männlich, genau wie Rechtsanwälte oder Priester. Sie erheben ihre Stimmen vom Pult und von der Kanzel. Sie halten Reden.

Zu Hause haben sie dann oft keine Stimme mehr. Warum nicht? Hier gilt die Fassade nicht, die Zuhörerin will keine Rede hören. Sie will reden. Und das ist eine wundervolle Herausforderung für einen echten Mann. Nehmen Sie sie an.

Checkliste: Zuhören kann man lernen!

- Hören Sie Ihrer Frau aufmerksam zu.
- Geben Sie ihr Rückmeldung, indem Sie kurz wiederholen, was sie gesagt hat.
- Bestätigen Sie vor allem Bitten oder Anregungen.
- Geben Sie ungefragt keine Ratschläge.
- Bieten Sie ihr Hilfe an.
- Berichten Sie auch von Ihrem Alltag, beziehen Sie sie ein.

Komplimente: Die Würze des Liebeslebens

Komplimente sind die Würze des Liebeslebens. Denn sie geben Ihrer Frau das Gefühl, wahrgenommen zu werden. Und begehrenswert zu sein.

Wie gesagt: Stehen Sie morgens nicht auf, ohne sie zu küssen, gehen Sie nicht aus dem Haus, ohne sie noch einmal in den Arm genommen zu haben. Auch eine liebevolle SMS zwischendurch kommt immer recht und wird sie erfreuen. Zum Beispiel: »Hallo, mein Engel. Der Abend mit dir war zauberhaft!«

Sagen Sie ihr am Abend oder nach einer kurzen Reise, wie

sehr Sie sie vermisst haben. Der Mann einer Freundin macht das öfter und es ist ihm völlig ernst damit. »Manchmal laufen ihm dabei sogar die Tränen über die Wangen«, erzählt seine Ehefrau ganz gerührt.

Das schickt sich für den Liebhaber, nicht aber für den Ehemann, meinen Sie? Verkehrt. Wenn es der Ehemann an Aufmerksamkeit fehlen lässt, wird sie beginnen, sich zu langweilen und einsam zu fühlen. Dann wird sie sich Ablenkung suchen. Sie wird zum Sport gehen, zur Kosmetikerin und endlich einmal wieder ins Kino mit der besten Freundin.

Das war so klasse, dass sie von nun an häufiger ohne Sie ausgehen wird. Sie habe es vermisst, sich wieder einmal so richtig auszutauschen, wird sie sagen. Doch was sie vor allem genießen wird, sind die Blicke von anderen. Interessiert, neugierig, begehrlich. Zufällige Berührungen, ein kleiner Flirt. »Sie sind wundervoll. Selten habe ich eine so witzige Frau wie Sie kennenlernen dürfen. Und Sie sehen bezaubernd aus.« Ach, herrlich! Sie wird *baden* in der ungewohnten Aufmerksamkeit. Sie wird es lieben!

Wenn Sie dann nicht aufpassen, ist das Dilemma da.

Das Garderobenständer-Syndrom

Meist schleicht es sich ganz langsam ein. Über die Monate, über die Jahre. Die Komplimente werden rar, die Aufmerksamkeit lässt nach. Irgendwann ist es dann so weit: Die Frau mutiert zum Garderobenständer. Stets anwesend und funktional.

Sie glauben, so ein mobiler Garderobenständer sei immer da und überdies viel praktischer als die traditionelle Variante, die »Herrendiener« hieß. Ein Herrendiener bewahrte die Kleidung lediglich vor dem Knittern und ließ sie über Nacht gut lüften. Ihre Frau kann jedoch viel mehr. Sie kann Kleidung aufheben und trennen: Sie zieht T-Shirts aus Hemden und Hemden aus Pullovern, Socken aus Hosenbeinen, Skimützen aus Seitentaschen. Manchmal passieren Pannen: Skimütze in Seitentasche vergessen, Skimütze geschrumpft. Aber meist läuft alles einwandfrei. Die Wäsche wird eingesammelt und sortiert, gewaschen und getrocknet. Hartnäckige Flecken werden extra behandelt und entfernt, kleine Schäden unbemerkt repariert. Wer Glück hat, findet seine Wäsche sogar gefaltet in seinem Schrank wieder.

Nur mit der Bügelwäsche hapert es häufig, gerade Hemden bleiben aus Zeitmangel oder Prinzip einfach liegen. Wenn Sie nicht selbst Hand anlegen wollen, können Sie diese in die Reinigung bringen. Abos und Sonderpreise (»Im Dutzend billiger«) machen das Verfahren leichter, männliche Kunden ist man gewohnt. Vielleicht liegt eine direkt auf Ihrem Arbeitsweg? Wer die Augen offen hält, wird meist fündig. Auch professionelle Haushaltshilfen sind manchmal bereit, gegen entsprechendes Entgelt zusätzlich zu bügeln.

Ein erster Schritt in die richtige Richtung. Meist wird das jedoch nicht ausreichen, um ein Garderobenständer-Syndrom zu bekämpfen. Hat es sich erst einmal breitgemacht, ist es tückisch.

Wo ist der Garderobenständer?

Ihr wunderbarer Garderobenständer funktioniert oft klaglos und erstaunlich lange. Je nach der Geduld und dem Temperament Ihrer Frau. Doch auch das sanfteste Wesen wird irgendwann genug von einem unausgewogenen Procedere haben, den Wäschekorb abstellen und sich nach einem angenehmerem Zeitvertreib umsehen.

Eines Abends werden Sie nach Hause kommen und Ihr Ruf: »Hallo, Schatz, ich bin wieder da!«, wird verhallen. Ein Gang in die Küche wird Ihnen ein erstes Magengrummeln bereiten. Keiner da, keine Spur von Vorbereitungen für ein Abendessen, geschweige denn ein leckerer Duft nach Braten oder Bolognese.

Wenn Sie Glück haben, kommt nun der Zehnjährige aus seinem Zimmer geschlurft und sagt: »Ich glaube, Mama ist beim Sport.« – »Zum Sport? Davon hat sie doch gar nichts gesagt. Was für ein Sport?«

Das ist Phase eins, die Signalphase. Sie können das am besten mit der roten Lampe auf dem Armaturenbrett vergleichen. Wenn sie leuchtet, gilt es, sofort zu reagieren. Auf keinen Fall sollten Sie weiterfahren, als sei nichts geschehen (»Manchmal ist ja auch die Lampe defekt«). Eine Öllampe ist nicht defekt. Vielleicht ist aber der Ölzufluss zum Motor blockiert. Dann werden sich binnen kürzester Zeit die Kolben festfressen und zu qualmen beginnen. Der Motor ist erledigt. Das ist nicht nur ärgerlich, sondern auch sehr teuer. Schwer zu reparieren, manchmal sogar ein Totalschaden.

Einen Totalschaden in der Ehe haben Sie erlitten, wenn Sie nach Hause kommen, und nur noch von einem leeren Hall begrüßt werden. Wenn also auch die Teppiche, die Möbel und die Zehnjährigen weg sind. Aber so weit wollen Sie es auf keinen Fall kommen lassen. Sie sind für kleine Störfälle gewappnet. Gut, dass Sie dieses Handbuch besitzen. Und lesen. Denn rechtzeitige Wartung und Pflege ist allemal besser als eine Panne oder gar ein größerer Schaden. Vorbeugen statt abschleppen lassen, heißt die Devise des guten Ehemannes.

Zurück also zum Alltag und den Komplimenten. Sie sind sozusagen das notwendige Öl und sollten von bester Qualität sein. Für Komplimente bedeutet das: Sie sind persönlich. Keine Allerweltskomplimente, die Sie jeder hübschen Frau machen könnten. Es sind spezielle Liebesbeweise und Zeichen der Wertschätzung Ihrer Frau. Sie werden spontan geäußert und sind idealerweise ehrlich. Und, ganz wichtig: Sie sind niemals zweideutig!

Beispiele gefällig? In Ordnung.

Sagen Sie nicht: »Du hast dich heute aber hübsch gemacht!« Das ist klar zweideutig, denn das könnte heißen, sie mache sich üblicherweise nicht hübsch. Und, schlimmer noch, es könnte bedeuten, sie sei nicht hübsch, sondern müsse alles dazutun, um einigermaßen passabel auszusehen. In der Kontaktanzeige nennt man das dann »vorzeigbar«. Wie grässlich!

Sagen Sie stattdessen: »Du siehst einfach umwerfend aus!« Bemerken Sie das Gesamtergebnis, ohne jeden Hinweis auf den möglicherweise mühsamen Weg dorthin.

Auch: »Das Kleid ist toll!« kommt prima an, oder »Das steht dir wirklich ausgezeichnet!« Keinesfalls sollten Sie jedoch sagen: »Na, diese Anschaffung hat sich ja doch gelohnt!«, selbst wenn Sie schmerzlich daran denken müssen, dass es Ihre Kreditkarte war, die belastet wurde. Wenn Sie ihr etwas schenken, tun Sie das gerne. Den Preis vergisst der Gentleman noch im gleichen Moment.

Herrlich sind auch handfeste Sachen. Raunen Sie ihr beispielsweise am Badestrand zu: »Du hast den tollsten Hintern unter der Sonne!« und küssen Sie sie dazu sanft auf die Schulter.

Bedauerlicherweise konzentrieren sich viele Frauen auf ihre Schwächen, statt ihre Stärken zu betonen. Sie tendieren dazu, sich zu entmutigen, statt optimistisch und zuversichtlich zu sein. Umso angenehmer wirken deshalb freundliche Worte in unsicheren Momenten. Wenn Ihre Frau beim Ausgehen glaubt, alle würden auf »den dicken Pickel« auf ihrer Nase schauen, lenken Sie ihr Augenmerk auf ihren schlanken Schwanenhals oder ihre hübschen Beine mit den wahnwitzigen High Heels. Kein Mensch – zumal kein männlicher – wird diese winzige Unebenheit im Gesicht bemerken! Oder beim Sport: Wenn sie weiß, dass sie miserabel Ski fährt und ganz unglücklich darüber ist, bauen Sie sie auf! »Komm, du machst das ganz prima. Am ersten Tag fährt doch jeder unsicher …« Oder: »Das klappt doch schon phantastisch.«

Das Tollste an den Komplimenten ist, und das lernen Pädagogik-Studenten gleich im ersten Semester: Positive Verstärkung funktioniert am besten. Wenn Sie also wollen, dass Ihre Frau die Ski nicht verzweifelt in die Ecke wirft, sondern dabeibleibt und weiterfährt, sollten Sie loben, ermutigen, motivieren. Mit Komplimenten!

Sie stellen damit eine Win-win-Situation her: beide profitieren. Sie wird die tückischen Eisplatten und ihre Angst überwinden, und Sie beide werden mehr Spaß haben. Komplimente sind zudem die beste Vorbeugung des Garderobenständer-Syndroms. Wer das Gefühl hat, zum Möbelstück zu mutieren, wird sich mit seinem Aussehen keine Mühe mehr geben. Nach dem Motto: Er sieht es ja doch nicht.

Sieht er es aber und schätzt er es, wird sie selbstverständlich ihre Beine enthaaren, die Fußnägel mitten im Winter lackieren, die besten Dessous tragen und die Haare zweimal täglich waschen, wenn es denn notwendig sein sollte. Zum Beispiel nach dem Sport, den sie macht, um in Form zu bleiben. Und nicht, um eben mal die Augen schweifen zu lassen, ob dort am Rudergerät nicht doch ein Leckerbissen sitzt.

So nicht: Keine Fehlklänge!
Frauen sind ausgesprochen hellhörig: Schwingt in einem Kompliment leise Kritik mit, werden sie das sofort wahrnehmen. Also keine Dissonanzen, sie könnten eine Grundsatzdiskussion auslösen. Im Zweifelsfall lieber schweigen.

Komplimente sind nicht Ihre Sache? Sie sind einfach kein Mann der Worte? Das muss kein Beinbruch sein. Es gibt viele weitere Möglichkeiten, um ihr Ihre Liebe zu zeigen. Zärtlichkeiten, Geschenke und andere Überraschungen, Aufmerksamkeiten zum Jahrestag, Hilfe im Haushalt …

Checkliste: Komplimente leicht gemacht

- Sagen Sie Ihr etwas Nettes, so oft Sie können.
- Auch liebevolle Gesten und kleine Zärtlichkeiten zählen als Kompliment.
- Gute Komplimente sind nicht allgemein, sondern persönlich.
- Komplimente sind niemals zweideutig, sondern pur und positiv.
- Mit einem Kompliment können Sie Ihrer Frau Unsicherheiten nehmen und sie aufbauen.

Knoten obligatorisch: Vergessen Sie keinen Jahrestag!

Pfosten ist auch daneben! Diese alte Fußballerweisheit gilt auch bei den Jahrestagen. Diese sollten Sie sich auf den Tag genau merken! Es kommt nicht gut an, wenn Sie sich Mitte Juni erinnern, dass doch irgendwann um diese Zeit der Hochzeitstag war. »Wann Schatz, war das nochmals genau? Am 18. oder am 20.?« Vielleicht war es aber auch schon der 12. und Sie haben den Termin bereits verpasst? – Klar kann man durcheinanderkommen, wenn auch der Polterabend gründlich begangen wurde und die standesamtliche Trauung an einem anderen Tag als die kirchliche war. Vielleicht haben Sie sich sogar auch noch offiziell verlobt? Merken Sie sich die Details und erinnern Sie sich am besten an jeden dieser schönsten Tage.

So geht's: Jahrestage timen
Die Zeiten, als Mann noch über eine universell einsetzbare und diskrete Sekretärin verfügte, sind für die meisten leider vorbei. Da hilft Mann sich besser selbst: Ein moderner Timeplaner oder sogar ein besseres Handy lässt sich für diese Zwecke perfekt einspannen. Selbst ein altmodischer Kalender kann gute Dienste leisten und nicht nur hübsch aussehen.

Sind Ihnen mehrere Tage zu kompliziert? Dann einigen Sie sich auf einen Tag, den Sie dann jedes Jahr gebührend begehen. Selbstverständlich besorgen Sie Ihrer Frau dazu Blumen und laden sie zum Essen ein. Das ist der Standard.

Doch Sie können mehr tun:

Frauen lieben Überraschungen. Also lassen Sie sich für diesen Tag etwas Besonderes einfallen. Beispielsweise so: Besorgen Sie ihre Lieblingsblumen schon zwei bis drei Tage vor dem Termin. Schenken Sie eine Karte dazu, in der Sie sie einladen, mit Ihnen auf Tour zu gehen. »Halte dir doch bitte den Nachmittag und den Abend frei, ich hole dich so gegen 16 Uhr ab!« Herrlich. Sie wird sich fragen, was Sie denn ausgeheckt haben. Vielleicht laden Sie sie auf eine kleine, gemütliche (!) Segeltour ein, einen Spaziergang am idyllischen See mit Aperitif auf dem Steg, anschließend natürlich zum feinen Essen. Der Tisch ist rechtzeitig vorab bestellt. Fragen Sie bei der Bestellung nach einem besonders schönen Tisch, am besten am Fenster, und nach Nichtraucherplätzen. Wenn Sie Kinder haben: Kümmern Sie sich selbst und rechtzeitig um einen zuverlässigen Babysitter.

So nicht: Adventuretour am Hochzeitstag

Auch wenn Sie selbst ein besonders naturverbundener Typ sind und am liebsten Wildwasserkanu fahren oder Katamaran segeln, sollten Sie überlegen: Solch rustikale Unternehmungen sind nur absolut gleich gesinnten Frauen angenehm, zumal es dafür bekanntlich spezieller Ausrüstung bedarf (Neopren- oder Trockenanzug). Derartige Ausflüge also bitte nur nach Absprache planen. Auch längere Spaziergänge sollten Sie ankündigen, damit sie ein zweites Paar Schuhe und entsprechende Kleidung einpacken kann.

Cineastinnen freuen sich über eine Einladung zum Kino, Kunstfans über den Besuch einer Galerie oder einer besonderen Ausstellung (die vielleicht nur noch zwei Tage läuft und die sie schon die ganze Zeit sehen wollte), über einen Besuch im Varieté oder Theater. Kultur und Kulinarisches lassen sich oft trefflich verbinden. Nicht nur in Bayern, wo die Kombination von Barock (Besichtigung einer Wallfahrtskirche) und Bier (mit Biergarten nebenan) sich geradezu geschmeidig anbietet. Neben oder sogar in vielen Theatern, Kabaretts und Varietés lässt sich trefflich speisen.

Bunter Strauß für Zehn?

Die Auswahl der Blumen stellt manchen Mann vor seltsame Schwierigkeiten. An einem Valentinstag (14. Februar) wurde ich im Blumenladen Zeugin, als eine Reihe von Männern versuchte, Blumen zu kaufen. Keine Ahnung, was sie kaufen wollten, keine Spur von botanischen Kenntnissen. – Die Verkäuferin schlug daraufhin mit großem Erfolg eine vermeintlich salomonische Lösung vor: »Bunter Strauß für Zehn?« Für jeweils zehn Euro erhielten die Herren dann je einen unsäglich bunten Standardstrauß. Darin fanden sich auch künstlich besprühte blaue Gerbera. Igitt!

Keine Frau von Charakter wird darüber begeistert sein. Wenn sie wohl auch so wohlerzogen sein wird, artig für die Aufmerksamkeit zu danken. Immerhin hat er es gut gemeint und daran gedacht.

Gut gemeint ist aber bekanntlich das Gegenteil von gut. Machen Sie es besser: Blumen sind stets ein willkommenes Mitbringsel. Nicht nur zu besonderen Anlässen, sondern gerne auch an einem normalen Wochentag. Doch ist es mit den Blumen wie mit den Komplimenten – und den Geschenken, auf die wir noch genauer kommen werden: Sie müssen persönlich sein. Kein Universalstrauß, der ebenso gut für die Tante oder die entfernt bekannte Gastgeberin geeignet wäre. Sondern ein speziell ausgewählter Strauß für Ihre Liebste.

Wie ergründen Sie nun den Geschmack Ihrer Frau? Vielleicht kauft sie sich ab und zu selbst einen Strauß. Dann nehmen Sie sich diese Auswahl als Basis. Vielleicht bevorzugt sie eine bestimmte Farbe? Zum Beispiel Gelb mit sehr viel Grün? Oder wählt sie meistens ganz schlichte Blumen, ohne jedes Beiwerk? Für eine große Vase, die sie besonders liebt? Oder schätzt sie eine einzelne besonders schöne Rose oder einen ausgefallenen Zweig für das schmale Glasobjekt aus Murano? Bei Blumensträußen gilt nicht die Regel: Je größer, desto besser. Mammutsträuße empfinden die meisten Frauen eher als protzig und unpraktisch denn als originell. Sie sind meist nur willkommen, wenn es eine passende Bodenvase gibt.

Hier einige allgemeine Grundregeln für jeden Tag:

- Besser nur eine, maximal zwei unterschiedliche Farben für die Blumen wählen.
- Blumen am besten entsprechend der Jahreszeit aussuchen, dann sind sie frischer und robuster und duften besser. Also Tulpen und Ginster im Frühjahr, Flieder im Mai, Rosen aller Farben und Formen den ganzen Sommer über, Sonnenblumen im August, Dahlien und Astern im Herbst, Amaryllis mit Tannenzweigen oder Christrosen im Winter.
- Lockere Sträuße binden lassen, keine kugelrunden Kompaktsträuße nach Biedermeierart.
- Auch auf die Auswahl des grünen Beiwerks achten: Schöne Gräser oder Blätter sind eleganter als Farn oder Asparagus. Gute Blumengeschäfte haben eine reichliche Auswahl an Grün und binden kunstvoller.
- Weitere Quellen: Wer die Gelegenheit hat, auf einen Bauernmarkt zu gehen, findet dort üppige Sträuße aus der Region zu absolut fairen Preisen. In ländlichen Gegenden kann man im Sommer auch Blumen (und Obst) an Ständen

am Wegrand erstehen oder manchmal sogar in einer bunten Wiese selbst pflücken. Ein selbstgepflückter Wildblumenstrauß kann sehr romantisch sein.

- Tabus: Blumensträuße von Tankstellen (in Cellophan mit rotem Preisschild!), »Grabblumen« wie Chrysanthemen oder Flamingoblumen, künstlich besprühte Blumen, Plastikblumen. Blumen aus Nachbars Vorgarten.

> **So nicht: Forsythien?**
> Der beste aller Ehemänner nennt alle gelben Blumen Forsythien. Dieses ausgefallene Wort hat er sich einmal gemerkt und sobald etwas gelb blüht, sagt er nun stolz: Forsythien! Ein Trost: Auch das Hamburger Abendblatt konnte im letzten Jahr Forsythien nicht von Ginster unterscheiden, vor lauter Freude über die ersten Frühlingsblüher. Eine Krankenkassenzeitung zeigte Ross- statt Esskastanien (Maroni) und ein Lifestylemagazin Petersilie statt Koriander. Macht nichts: Kein Mann ist als Gärtner vom Himmel gefallen. Fragen Sie im Blumenladen nach dem Namen der einzelnen Blumen und lernen Sie so nach und nach die Vielfalt kennen.

Geburtstage sind einfacher zu merken als Hochzeitstage, fanden sie doch bereits in den ersten Jahren Ihrer Freundschaft statt. Außerdem werden sie gerne gefeiert, sodass die Vorbereitungen auch den meistbeschäftigten Ehemann aufhorchen lassen. Sie müssen also nicht einmal alleine dran denken. Planen Sie aber rechtzeitig und lassen Sie sich etwas einfallen. Besonders das gute Geschenk braucht etwas Liebe und Zeit.

Apropos rechtzeitig. Was immer wieder erstaunt, ist das

überraschende Herannahen der Weihnachtstage. Oh, morgen ist schon wieder Weihnachten! Hoppla!

Dazu die Geschichte unseres ersten gemeinsamen Weihnachtsfestes. Wir waren im Herbst zusammengezogen und hatten in der Vorweihnachtszeit beide jede Menge Arbeit. Am 23. abends setzten wir uns zusammen, um eine minutiöse Liste für die Einkäufe des nächsten Tages, eines Samstages, den 24. Dezember, zu fertigen. Die Wege wurden exakt geplant, einschließlich der Parkoptionen. Alles klappte wie am Schnürchen: Um 9:30 Uhr war der Baum gekauft und ins Auto verfrachtet, um 10:30 waren die Themen Fleisch und Brot abgehakt, um 12:30 Uhr die unendliche Liste der restlichen Lebensmittel erledigt. Fehlten nur noch ein Christbaumständer, Kerzen und diverse unabdingbare Drogerieartikel. Um 14 Uhr ließen wir uns zu Hause erledigt auf die Stühle fallen. Jetzt eine Tasse Kaffee und ein kräftigendes Sandwich! Da sagt der Mann: »Ich muss noch mal los!« – Wie jetzt? Haben wir etwas vergessen? – Die Geschäfte schlossen zu der Zeit um 16 Uhr, und weder war der Baum aufgestellt noch irgendeine Festvorbereitung getroffen. Ja, so erklärte mir mein Mann, jetzt müsse er noch ein Geschenk für mich besorgen. Jetzt! – Was kann denn dabei noch herauskommen?

Ich habe großherzig auf ein Geschenk verzichtet. Denn die Last-Minute-Schalter am 24. Dezember sind bekannt: Männer mit großem P (wie Panik oder Parfüm) in den Augen bevölkern die Drogerien, in denen man fast ohnmächtig wird ob des Duftcocktails, sie streunen verzweifelt um die Dessous-Ständer der Kaufhäuser (Hilfe, welche Größe?) oder fahren direkt zur Tanke, um zumindest noch einen Sekt zu kaufen. Apropos Sekt: Eine ordentliche Flasche Champagner wird immer gerne genommen. Lieber noch dazu als anstatt. Aber zu diesem Thema später mehr.

Checkliste: Jahrestage nicht vergessen!

- Tragen Sie alle Jahrestage so in den Timeplaner ein, dass Sie rechtzeitig daran erinnert werden.
- Halten Sie Verlobungs- und Hochzeitstag in Ehren.
- Planen Sie beizeiten das besondere Programm.
- Ideal: Ein Ausflug plus ein feines Essen.
- Blumen sind persönlich ausgesucht und frisch.
- Auch Weihnachten nicht vergessen!

Mutig und originell: Richtig schenken leicht gemacht

Kleine oder größere Überraschungen auszusuchen, sie liebevoll zu verpacken und im passenden Moment zu überreichen, scheint vielen Männern schwieriger als eine Überquerung des Alpenhauptkammes. Womit können Sie Ihrer Frau eine Freude machen? Was sollten Sie ihr schenken?

Vielleicht haben Sie schon die Erfahrung gemacht, dass ein nützliches Präsent auf wenig Gegenliebe stieß. Fangen wir also mit dem Naheliegenden an: den Haushaltsgeräten. Diese praktischen Helfer sollten Sie nur auf ausdrückliches Verlangen verschenken. Nur elf Prozent aller befragten Frauen, so eine Umfrage des Meinungsforschungsinstituts Gewis, wären begeistert von einer Küchenmaschine zum Weihnachtsfest.

Ein gutes Geschenk sollte in erster Linie persönlich und speziell für den Beschenkten gedacht sein. Das schließt Haushaltsgeräte, die der ganzen Familie zugute kommen, automatisch aus.

Das Geschenk soll eine reine Freude sein und keinen Hinweis oder eine Belehrung enthalten. Diät- oder Fitnessbücher sind in diesem Zusammenhang heikel: Was möchte er denn damit sagen? Auch die Haushaltshelfer beinhalten oft eine Aufforderung. Sagt eine Backform doch: Du könntest bitte häufiger für uns backen!

Kochbücher können eine begeisterte Hobbyköchin wiederum erfreuen, zumal wenn sie sich in dieser Richtung bereits geäußert hat. Vielleicht schätzt sie die indische Küche und würde gerne einmal indisch kochen. Dann kann ein gutes Kochbuch richtig sein, zumal wenn Sie die passenden Gewürze dazu erstehen und einen Gutschein für gemeinsame Kochabende beilegen. Am besten verbunden mit einem Kompliment: »Ich freue mich darauf, meine orientalische Prinzessin!«

Ein Gutschein – egal welcher Art – soll natürlich nicht nur guten Willen zeigen, sondern echte Vorfreude auslösen. Selbstverständlich planen Sie bald nach dem Verschenken einen Termin und lösen Ihr Versprechen dann auch ein. Wenn sie darauf bis zum Sankt-Nimmerleins-Tag warten muss, ist die Freude schnell dahin.

Gut kommen stattdessen eindeutig luxuriöse und im eigentlichen Sinne »unnütze« Geschenke an. Dinge, die sie sich selbst kaum leisten würde: Schmuck und edle Accessoires beispielsweise.

Schöner Schimmer

»Diamonds are a Girl's best Friend!«, singt Marilyn Monroe in einem berühmten Lied. Doch müssen es nicht immer Diamanten sein. Auch einfacher echter Schmuck kann die Augen Ihrer Frau erstrahlen lassen.

Er kann aus Gold oder Silber sein, pur oder mit Edelsteinen. Es ist nicht entscheidend, wie viel Geld Sie ausgeben können. Wichtiger ist: Der Schmuck muss zu ihr passen. Eine burschikose Frau wird sich eher über schlichten, klar geformten Schmuck freuen. Er betont ihren Typ und unterstreicht ihren persönlichen Stil. Eine rechteckige sportliche Uhr kommt dann besser an als eine zierliche runde. Die zierliche Uhr passt wiederum besser zu einer mädchenhaften zarten Frau. Und natürlich ist es ein ziemlicher Blödsinn, einer Frau, die eigentlich nie Schmuck trägt, ständig neuen Goldschmuck zu schenken. Wir sind schließlich nicht im Orient, wo der Schmuck auch heute noch oft der einzige Besitz einer Ehefrau ist.

Am besten forschen Sie im Vorfeld genau nach ihrem Geschmack. Machen Sie zum Beispiel einmal einen Schaufensterbummel und studieren Sie gemeinsam die Auslagen beim Juwelier. Wenn ihr ein Stück gefällt, lassen Sie sich genau zeigen, welches sie meint. Den Silberring mit dem dunkelgelben Citrin? Oder doch den schmaleren Gelbgoldring mit dem Saphir?

Auch hier ist es wie beim Fußball: Pfosten ist auch daneben! Merken Sie sich also genau ihr Lieblingsstück. Mit den Jahren werden Sie ein gutes Gespür dafür entwickeln, was ihr steht und gefällt. Vereinbaren Sie in jedem Fall ein Umtauschrecht. Es ist besser, ehrlich zu sein und den Fehler zuzugeben, als sich jahrelang zu ärgern. Juweliere sind es gewohnt, dass nach dem Feiertag doch wieder beide gemeinsam ins Geschäft kommen.

So geht's: Scharfe Sonnenbrille
Eines der tollsten Geschenke brachte mir vor vielen Jahren ein Freund. Er war in Italien gewesen (mit seiner Mutter!) und hatte dort eine Sonnenbrille für mich ausgesucht: Von der Edelmarke Romeo Gigli und wie geschnitten für mein Gesicht. Das ist sehr mutig! Und genauso gut, wie wenn er es wagt, ihr eine Handtasche auszuwählen.

Perfekt ist es natürlich, wenn Ihre Frau das Schmuckstück sofort tragen kann. Leihen Sie sich beispielsweise einen ihrer Lieblingsringe und lassen Sie vom Juwelier die Größe bestimmen. Die Uhr sollte an ihrem Handgelenk anliegen, eine Halskette sollte weder einengen noch bis zum Bauchnabel baumeln.

Ohrringe passen eigentlich immer. Sollte man meinen. Doch auch da ist zu unterscheiden, ob sie baumelnde Chandeliers bevorzugt oder lieber kleine Perl-Ohrstecker trägt.

Design und Dessous

Nahezu jede Frau liebt weiche Pullover und edle Strickjacken, in die sie sich an kalten Tagen einkuscheln kann. Auch schöne Schals oder Tücher bereiten Freude, genau wie Handschuhe aus feinem Leder (Größe beachten: passendes Paar zum Einkauf mitnehmen oder auf dem eingenähten Etikett nach der Größe sehen).

Schwieriger ist die Auswahl von ausgefallenen und raffinierten Kleidern, auch wenn die meisten Frauen Kleider lieben. Vielleicht haben Sie sogar schon ein Designerteil gesehen, das Sie sich wunderbar an Ihrer Frau vorstellen können. Sollten Sie kein unbeschränktes Umtauschrecht vereinbaren können, lassen Sie das Teil zurücklegen und gehen Sie mit ihr gemeinsam nochmals in den Laden: Selbst wenn es ihr nicht gefallen sollte, sie wird sich freuen! Denn Sie haben an sie gedacht – und Sie waren mutig. Denn nicht jeder verhandelt gern mit Verkäuferinnen. Merke: Je edler die Boutique, desto arroganter die Verkäuferin.

Versuchen Sie jedoch keinesfalls, Ihre Frau mit Geschenken umzukrempeln oder ihr zu signalisieren, dass sie Ihnen sportlicher, damen- oder mädchenhafter lieber wäre. Auch mit verruchten Dessous a là Moulin Rouge können Sie üblen Schiffbruch erleiden. Sollte sie etwa darin strippen?

So geht's: Sportzubehör!
Sportliche Frauen können Sie mit neuen Sportsachen beglücken. Spielt sie Tennis? Ein neues Tennis-Shirt kommt dann immer recht, eine edle Sportjacke für kühle Tage, vielleicht kombiniert mit einem Satz neuer Bälle und einem weichen Handtuch. Oder Sie spendieren ihr eine Doppelstunde bei ihrem Lieblingstrainer.

Ein Meinungsforschungsinstitut hat die Wünsche der Frauen ergründet: 67 Prozent würden sich über ein exklusives Kleid außerordentlich freuen, 57 Prozent über einen Ring und immerhin noch fast jede zweite (45 Prozent) über eine Armbanduhr. Hoch im Kurs stehen jedoch auch alle gemeinsamen Unternehmungen, eindeutiges Zeichen, dass Zeit mit und für Ihre Liebste einfach das Wichtigste ist.

So wünschen sich 58 Prozent einen gemeinsamen Abend im Theater oder Musical, 55 Prozent ein romantisches Abendessen zu zweit bei Kerzenschein und 49 Prozent würden gerne einmal ein Wellness-Wochenende mit ihm verbringen. Zusammen kuscheln und sich verwöhnen lassen, Champagner und Rosenblätter in der Badewanne, Massagen für den verspannten Rücken und Zeit zum Nichtstun im eleganten Ruheraum. Immer mehr Wellnesshotels bieten spezielle Pakete für Paare an oder Stunden im Private Spa, die man selbst gestalten kann, so wie man möchte. Hamam, Rasul oder ein Besuch in der Therme nebenan, je gestresster sie ist, desto willkommener sind solche Geschenke. Die Kinderbetreuung für diese Zeit gehört bei Eltern natürlich dazu.

Damit eröffnen sich eine Fülle von Geschenkideen, die Sie selbst sicherlich genauso froh machen werden. Und das nicht nur zur Weihnachtszeit.

Checkliste: Richtig schenken!

- Haushaltsgeräte nur, wenn sie ausdrücklich erwünscht sind!
- Schmuck muss echt sein und zu ihrem Typ passen!
- Weiche Wollsachen und Schals sind fast immer willkommen.
- Bei Kleidung: die richtige Größe mit Vergleichsstücken feststellen.
- Für alle Fälle: Umtauschrecht vereinbaren.
- Immer willkommen: Hörbücher und Musik, Bilder und Fotobände.
- Highlights: Zeit zu zweit!
- Der Gipfel: Ein ganzes Wochenende, gerne mit Wellness!

Dinner for Two – und andere willkommene Überraschungen

Nicht nur am Hochzeitstag oder an Weihnachten: Einladungen sind jederzeit willkommen. Musik in ihren Ohren sind Sätze wie: Wollen wir morgen Abend nicht essen gehen? Sollen wir uns in der Stadt treffen? Zum Beispiel im Café auf einen Aperitif? Worauf hast du Appetit?

Neben dem Klassiker, der Einladung ins Restaurant, kommen Variationen des Themas sehr gut an. Beispielsweise ein Picknick mit allem Drum und Dran. Natürlich sollte es Sommer sein und das Wetter stimmen. Daneben brauchen Sie eine richtige Picknickdecke (diese hat eine robuste und wasserundurchlässige Unterseite) und am besten einen Picknickkorb. Die Leckereien, zum Beispiel eine Platte gemischter italienischer Antipasti, dasselbe nach Geschmack von der spanischen Tapas-Bar, dem Griechen oder Türken, können Sie zuvor fertig kaufen. Eine Auswahl an Obst oder Käse als Nachtisch und das passende Brot nicht vergessen! Alles gut verpacken (lassen), damit nicht bereits das Knoblauchöl den Rücksitz tränkt. Die Getränke nach Bedarf unterwegs kühlen, eventuell einen Korkenzieher mitnehmen.

Vielleicht kennen Sie auch einen idyllisch gelegenen Biergarten in Ihrer Nähe? Dann kann die bayerische Tischdecke als Accessoire ausreichen, Picknickkorb auspacken, Brezeln und Bier dazukaufen!

Alles zu kompliziert? Ein Dinner mit vielen Windlichtern auf dem eigenen Balkon angerichtet, kann auch sehr angenehm sein. Machen Sie eine Stunde früher Feierabend, denn wichtig ist, dass Sie alles selbst besorgen und Ihre Frau umsichtig verwöhnen. Vertauschte Rollen: Sie haben vorbereitet, Sie flitzen, wenn etwas fehlt. Schließlich soll Ihre Frau sich dabei entspannen können.

Ein Piccolo zum Goldpreis

Apropos entspannen: Wenn Sie Ihre Frau ins Theater oder Konzert einladen, sorgen Sie für die Garderobe, die Sie wegbringen und natürlich auch wieder holen. Und für ein erfrischendes Getränk zur Einstimmung oder in der Pause. Fangen Sie jetzt nicht an zu knausern! Bei den Kartenpreisen werden ja wohl noch einige Euro für einen Sekt drin sein. Nur zu Ihrer Orientierung: Neun Euro kostet ein Piccolo in der Hamburger Musikhalle. Dafür werden immerhin zwei Gläser zum Teilen gereicht. Und eine Riesenbrezel dazu ist für lächerliche 2,50 zu haben.

Sagen Sie beim Ausgehen niemals Sätze wie:

- Das muss ja jetzt wohl nicht auch noch sein!
- Die Karten waren schon teuer genug!
- Du hast doch gerade zu Hause etwas getrunken!
- Ich bin gar nicht dran.

Männer, die sich um das aktuelle Theater- oder Konzertprogramm kümmern, sind übrigens rar. Meistens müssen die Frauen dafür sorgen, also nicht nur den passenden Abend abstimmen, die Karten besorgen und ihren Mann dazu motivieren, mitzukommen. Das Beste, was sie dann hört, ist etwas wie: »Na, war ja doch ganz nett!«

Da können Sie leicht punkten, indem Sie sich aus freien Stücken informieren und um Karten kümmern. Meistens ist es gar nicht so schwer. Und es stellt sich immer wieder als überraschend anregend heraus, auch einmal einen Happen Kultur zu sich zu nehmen.

Wohltuende Alternativen: Tanztee und Therme

Fast alle Frauen tanzen gerne. Und verzweifeln daran, dass sich die Männer nicht einmal den einfachsten Grundschritt merken können. Wie wäre es also einmal mit einem Tanzkurs? Tanzschulen sind längst keine verstaubten bürgerlichen Spießereinrichtungen mehr, sondern frische und luftige Räume mit legeren Umgangsformen. Eines bleibt wie gehabt: Man kann dort tanzen lernen. Neben den Single-Kursen gibt es ausdrücklich Kurse für Paare, bei denen sich Leute jeden

Alters einfinden (leider auch enorme Dramen und Ehekrisen abspielen können).

Wer nicht gerade als Fred Astaire geboren wurde, wappnet sich einfach mit einer gehörigen Portion Geduld und bemüht sich besonders. Lustige Lektionen auf dem Wohnzimmerparkett können helfen, das neue Wissen zu festigen. In manchen Tanzschulen werden auch Sonderpreise für Wiederholer angeboten. (Wer innerhalb eines Jahres denselben Kurs noch einmal bucht, zahlt nur noch die Hälfte!)

Tanzen ist wieder schwer im Kommen und Tee ein neues Kultgetränk. Beispielsweise ist in Hamburg seit vier Jahren ein Tanztee aktuell, mit schicken Menschen, die ebenso gestylte Kinder mitbringen. Das Ganze findet sonntagnachmittags statt, und die Sache mit dem Tee ist wörtlich zu nehmen. Tee in bester Auswahl und beliebiger Menge ist im Eintrittspreis inklusive! Da können selbst Schwangere und Stillende ihren Durst gesund löschen und die Herren der Schöpfung müssen nicht um ihre Führungsqualitäten (auf dem Parkett oder am Steuer) fürchten. Feine Sache.

Machen Sie sich schlau, was es in Ihrer Stadt Aktuelles gibt, und besorgen Sie Karten!

Eine wohltuende Alternative sind Besuche in der Therme oder im Hamam. In großen Fitnessstudios mit Spa gibt es oft Tageskarten, genau wie in vielen eleganten Hotels mit entsprechend üppig dimensionierten Anlagen. Und natürlich finden sich in oder um jede größere Stadt Thermen oder Bäder mit Saunawelt und Massageabteilung. Der Eintritt ist üblicherweise nur für Erwachsene möglich (die Kinder toben im Spaß- oder Erlebnisbad, eventuell natürlich unter Ihrer Aufsicht), sodass Ihre Frau sehr angenehm entspannen kann. Nach dem zweiten Saunagang auf den Liegen zu dösen, zu träumen, ein wenig zu plaudern. Herrlich!

Im Hamam sind an den »gemischten Tagen« Paare ebenfalls willkommen. Sollten Sie einen Termin reservieren, buchen Sie direkt eine Massage dazu. Lassen Sie sich bei der Auswahl beraten: Eine Seifenschaummassage oder lieber eine Massage mit Öl? Was wird Ihrer Frau wohl besser gefallen?

Auch alle Anwendungen und Massagen sollten typgerecht ausgesucht werden. Thalasso finden beispielsweise Frauen gut, die das Meer lieben und nicht wasserscheu sind. Ayurveda-Massagen mit duftendem Öl mögen die meisten, sportliche Frauen schätzen klassische Massagen, die kräftig zur Sache gehen. Oder Thai-Yoga-Massagen. Oder Yumeiko. Wie gesagt: Lassen Sie sich gut beraten, fragen Sie, wie die Behandlung genau ablaufen wird. Sie wissen doch, wo und wie Ihre Frau am liebsten angefasst wird. Oder etwa nicht? – Sollte sie sehr schüchtern sein, nehmen Sie einen Gutschein und lassen sie selbst wählen.

Wochenend und Wellness für Fortgeschrittene

Wenn es Ihre Finanzen zulassen, darf die Massage natürlich auch auf den Malediven sein und das Frühstück bei Tiffany. Welche Frau würde sich gegen einen außergewöhnlichen Trip nach New York zur Wehr setzen? (Termin allerdings bitte abstimmen!)

Adventstage sind in Kopenhagen wunderbar, in Rom oder auf Mallorca. Klassische Ziele für Verliebte sind Venedig und immer wieder Paris. Doch auch ein Wellnesshotel mit Spa um die Ecke kann ein wunderbares Refugium für ein Wochenende sein.

Je nach Ihrem Wohnort bieten sich auch Sylt oder Rügen, das Tessin oder Burgund an. Wer Zeit und Geld hat – lädt seine Liebste ein und kümmert sich vorab um alles: Um gute

Straßenkarten und Hotels, um Flugtickets und Leihwagen. Doch muss eine Überraschung nicht immer teuer sein.

Der Wert eines Geschenkes misst sich stets vor allem an der Menge der Gedanken, die Sie sich gemacht haben. Mut wird belohnt.

Am zweiten gemeinsamen Weihnachtsfest hatte sich der beste aller Ehemänner übrigens besser vorbereitet. Er hatte nicht nur ein, sondern zwei Geschenke. Beide äußerst liebevoll (wenn auch nicht von ihm) verpackt. In dem einen war eine glänzende doppelwandige Teekanne aus Metall, die den Tee stundenlang frisch und heiß hält. Heimeliger Hightech sozusagen. Bis dahin hatte ich morgens mit einem betagten Stövchen hantiert oder mich über lauwarmen Tee geärgert. Im anderen war eine edle Teetasse aus englischem Porzellan. Riesig und sehr schön. Das war wunderbar.

Ein Mann, der ohne entsprechende Hinweise aus freien Stücken ein Teegeschäft aufsucht (das richtige!) und sich um Teekannen für seinen Morgenmuffel kümmert. *Der* Mann musste geheiratet werden!

Checkliste: Willkommene Überraschungen

- Dinner für Zwei: Einladungen zum Essen passen immer.
- Erfrischende Alternative: Picknick im Park.
- Karten für Theater, Musical, Konzert oder Tanztee besorgen.
- Tanzkurs buchen und gemeinsam tanzen lernen.
- Wohltuende Wärme: Therme oder Hamam, Rasul und Massage.
- Je nach Geldbeutel: Wellness- und Wochenendtrips.

Bodyguard, Butler und Chauffeur,
der gute Ehemann ist hilfsbereit und vielseitig.
Und er ist es gerne.

Schutz und Ritterlichkeit

Es sind die kleinen Gesten, die den Gentleman auszeichnen. Er reicht ihr den Brotkorb, bevor er sich selbst bedient, er holt eben das vergessene Salz zum Frühstücksei oder geht ans Telefon, das zur Unzeit klingelt. Er schenkt ihr Tee nach, sobald ihre Tasse leer ist. Natürlich öffnet er auch die Weinflasche zum Abendessen und überprüft die Qualität, bevor er ihr ein Glas einschenkt.

Gerade in den eigenen vier Wänden zeigt sich der wahre Charakter: Der gute Ehemann ist jederzeit höflich und zuvorkommend!

Das 1 x 1 des guten Tones: selbstverständlich höflich

Das ist angenehm für Ihre Frau, die diese Wertschätzung genießen wird. Und ergibt ein gutes Vorbild für Kinder: Wie sollen sie beispielsweise lernen, dass man erst mit dem Essen beginnt, wenn alle am Tisch sitzen und etwas auf dem Teller haben, wenn Papa bereits in die Stulle beißt, obwohl Mama noch in der Küche werkelt? Während des Essens ist es wichtig, sich auch dem Essen zuzuwenden – und den übrigen Familienmitgliedern, mit denen man gerne einige Sätze wechseln darf. So wie Kinder weder mit den Barbies noch mit dem Fuhrpark zwischen den Tellern spielen sollten, sollte der gute Ehemann erst nach dem Essen zur Zeitung greifen. Ideal, wenn Sie morgens für beides Zeit einplanen: ausreichend für das Frühstück – und anschließend noch ein paar Minuten für die Zeitung.

So geht's: Konzentration schafft Entspannung
Wer stets versucht, zwei Dinge zugleich zu tun, ist bei keinem richtig bei der Sache. Letztlich hat man keine Zeit gewonnen, sondern verplempert. Es fördert die Zufriedenheit und reduziert den Stress, sich auf eine Tätigkeit zu konzentrieren.

Gutes Benehmen steht heutzutage auch im Job wieder hoch im Kurs. Manager lassen sich coachen, um sich keine Blöße im allgemeinen Knigge-Kurs zu geben und dennoch zu lernen, was sie früher versäumt haben. Leider es ist nicht ganz einfach, derartiges Wissen nachzuholen. Niemals wird man die traumhafte Sicherheit erlangen, die Leute mit guter Kinderstube auszeichnet, die sich – ohne abwägen oder überlegen zu müssen – instinktiv richtig entscheiden.

Wer erst als Erwachsener Ski fahren gelernt hat, kann das gut nachfühlen. Dann gilt es einen ungewohnten Hang genau anzusehen, sich den günstigsten Weg und den besten Schwung zu überlegen, bevor man sich hineinschwingt. Auch wenn das passabel klappt, ist es doch immer mit sehr viel Konzentration und Mühe verbunden. Derjenige dagegen, der bereits als Kind das Skifahren gelernt hat, steht stets locker und angstfrei auf den Skiern. Er kann vielleicht sogar Varianten fahren und dazwischen noch einen Sprung einbauen und hat auch bei miesen Schneeverhältnissen noch Spaß.

Aber besser spät als nie. Natürlich kann man auch als Erwachsener gutes Benehmen erlernen – genau wie Ski fahren. Und je öfter man Gelegenheit hat, das neue Wissen anzuwenden, desto schneller kommt die Sicherheit. Also lohnt es sich, nicht nur bei raren Einladungen zum Essen oder zum gesellschaftlichen Empfang die Etikette zu üben. Wenden Sie diese einfach täglich an. Jeden Tag, im Umgang mit Ihrer Frau. Und wenn Sie Kinder haben: noch besser. Diese werden sich später als Erwachsene spielend auf jedem noch so glatten Parkett zu benehmen wissen.

Schwere Sachen

Im privaten Rahmen sind es weniger die Klassiker wie »Tür aufhalten« und »aus dem Mantel helfen«. Da kann es sehr wohl sein, dass sie ins Haus gehen, wie sie gerade kommen. Aber warum ihr – beispielsweise am Lift – nicht den Vortritt lassen? Und wenn die Haustür schwer sein sollte, schließen Sie natürlich auf und halten die Tür fest, bis sie sicher durchgegangen ist. Ist es Ihre eigene Haustür, die klemmt oder zu gewichtig ist, gilt es natürlich dauerhaft Abhilfe zu schaffen – im Zweifelsfall lassen Sie den Tischler kommen. Sehr häufig haben Männer und Frauen unterschiedliche Meinungen darüber, was schwer ist. Eine Tür, die Sie mit links aufdrücken, kann für Ihre Frau kaum zu bewegen sein. Genauso eine Tasche oder ein Einkaufskorb.

So nicht: Der Cheftrainer!
Sie soll ruhig selbst zu Kräften kommen, meinen Sie? Wenn sie nie einen Sprudelkasten trägt, wird sie auch nicht stärker werden? – Hallo? Sie sind nicht ihr Cheftrainer. Wenn sie trainieren möchte, wird sie vielleicht ein anderes Ambiente wünschen. Und vor allem gerne selbst entscheiden, ob das aufgelegte Gewicht das richtige ist.

Bei allem, was größer als eine Handtasche ist, bieten Sie ihr an zu helfen. Oder nehmen es ihr ganz selbstverständlich ab, ohne lange zu fragen: das gilt für den Einkaufskorb, für Reisetaschen, aber auch für Buggys und Babys. Wie oft habe ich in einem vierstöckigen Mietshaus eine Schwangere mit Taschen *und* einem einjährigen Kind die Treppen hinaufkeuchen sehen? Und wie oft habe ich ihr selbstverständlich geholfen und einen Teil getragen, während diverse Herren der Schöpfung von hinten etwas sagten wie: Kann ich mal vorbei! Ich hörte denselben Spruch auch selbst einmal von einem Mann, noch zusätzlich garniert mit einem »Sie sind mir zu langsam!« – als ich mit einem Zehn-Liter-Farbeimer die Treppe hochstieg.

Helfen Sie im Zweifel also auch der Nachbarin bei offensichtlich (!) schwerem Gepäck oder der Oma nebenan. Es macht immer einen guten Eindruck, wenn ein Mann hilfsbereit ist.

Angenehm für Ihre Frau ist es, wenn Sie ihr entgegengehen, sollte sie mit umfangreichen Einkäufen nach Hause kommen. Kommt sie mit dem Auto, ist es fein, wenn Sie eben die Garage für sie aufschließen und ihr beim Ausladen helfen. Meist gibt es einiges zu tragen: Die Sakkos in den rutschigen Plastikhüllen der Reinigung zum Beispiel, der Doppelpack Klopapier und dazu die Aktentasche aus dem Büro. Sobald ein Baby mit von der Partie ist, werden Frauen endgültig zu schwer behängten Packeseln, die dringend eine dritte Hand gebrauchen können. Wenn es irgend geht, werden Sie natürlich gemeinsam zum Einkaufen gehen, zumindest am Wochenende und vor Feiertagen. Dann macht selbst das Schlangestehen vor den Kassen wenig aus, immerhin kann man sich dabei unterhalten und muss nicht nur in die Regale schauen.

Checkliste: Selbstverständlich höflich!

- Beim gemeinsamen Essen bedienen Sie Ihre Frau: Schenken Sie ihr Getränke ein, reichen Sie ihr den Brotkorb oder Schüsseln zu.
- Während des Essens werden Sie weder arbeiten noch lesen.
- Vergessene Utensilien holen Sie eben aus der Küche.
- Schwere Türen halten Sie auf.
- Alles was größer und schwerer als eine Handtasche ist, nehmen Sie ihr ab.

Herrlich ausgehen!

Frauen lieben es auszugehen. Je mehr Zeit sie notgedrungen zu Hause verbringen müssen, desto dringender wird das Bedürfnis, am Abend noch etwas anderes zu sehen. Und wenn es nur ein gemeinsamer Spaziergang und/oder ein Glas Wein in der Eckkneipe ist: Zumindest einmal raus aus dem Haus! Am liebsten mit dem Ehemann, ein kleiner Ausflug in ein anderes Ambiente tut gut und lüftet Geist und Seele.

Nun mag es sein, dass Sie gerade froh sind, nach Hause zu kommen und alles abwerfen zu können. Sie sehnen sich nach einem Bierchen, den Börsennachrichten und etwas Herzhaftem zu essen. Und nach Ruhe. Unterschiedliche Interessen, die reichlich Konfliktpotential bieten könnten. Doch die Entscheidung ist meist ganz einfach: Tun Sie ihr einfach den Gefallen. Was ist schon dabei, sich eben nochmal aufzuraffen und die halbe Stunde zu opfern? Die paar Schritte werden Ihnen ebenfalls guttun.

Sollten Sie auf ein Glas einkehren, haben Sie schon wieder eine Lektion für Höflichkeit und gutes Benehmen gewonnen: In »feindliches Terrain« geht der Herr voraus. Also in die Weinstube oder auch ins Restaurant. Dort signalisieren Sie mit Ihrem Vorgehen außerdem, dass Sie der Gastgeber sind und zahlen werden.

So geht's: Das Menuett

Ins Restaurant oder auch in die Hotelbar geht in Deutschland der Herr voraus. Diese Regel stammt noch aus rauen Zeiten, als im Wirtshaus gerne mal die Gläser oder die Fäuste flogen. So konnte er die Lage sondieren, sie folgte – sollte die Luft rein sein. Da die Gefahren geringer geworden sind, hier eine Variation für Fortgeschrittene: Sie halten ihr die Tür auf, sie geht hinein und lässt Sie wiederum überholen, damit Sie bis zum Empfangstisch vorgehen können. Übernimmt dort der Ober, heißt die Reihenfolge zum Tisch: Zuerst geht der Ober (ob Herr oder Frau), dann Ihre Frau, Sie folgen zuletzt.

Sind Sie zu zweit, ist die wichtigste Regel klar: Sie sind der Gastgeber. Damit sind Sie zuständig für die Garderobe, die Ihnen in guten Lokalen selbstverständlich abgenommen wird. Für die Wahl des Tisches – in Absprache mit dem Service-Personal (nach einem Tisch zu fragen ist immer höflicher, als selbst loszumarschieren) und Ihrer Frau, deren Wunsch bei der Platzwahl entscheidet. Sie sind auch zuständig für das Stühlerücken: Ja, das kommt gut an. Allerdings nur, wenn Sie und Ihre Frau es beherrschen: Sie nehmen den Stuhl an der Lehne, lassen Ihre Frau zwischen Tisch und Stuhl treten. Dann schieben sie beherzt von hinten, während sich Ihre Frau vertrauensvoll sinken lässt.

Sie sind zuständig für die Kommunikation mit dem Ober oder der Bedienung. Und für die Weinkarte. Die Auswahl wird selbstverständlich besprochen: Passt ein gemeinsamer Wein partout nicht zu den unterschiedlichen Speisen, greifen Sie zu offenen Weinen. Bei Flaschenwein probiert in der Regel der Gastgeber, also Sie. Sie können aber auch gerne Ihrer Frau anbieten, diesen Part zu übernehmen: Das wirkt charmant und wird sie – als Kennerin – entzücken. Sie prüfen die Farbe (gegen eine Lichtquelle), die Konsistenz (durch Schwenken im Glas, wässrig bei jungem, ölig ablaufend bei älteren gehaltvolleren Weinen), den Geruch (muffig oder korkig geht gar nicht) und zuletzt mit einem kleinen Schluck den Geschmack. (Bitte keinesfalls gurgeln oder schlürfen! Nein, niemals!)

So geht's: Der Weinkenner
Sind Sie sich beim Kosten nicht sicher, ob der bestellte Wein so schmecken sollte, wie er es tut, fragen Sie den Ober oder – so vorhanden – den Sommelier. Er wird den Wein selbst prüfen und im Zweifel zurücknehmen. Haben Sie allerdings einen Muscadet bestellt und mögen keinen Muscadet, ist das Ihr Pech. Denn ob trotz guter Qualität und passender Temperatur getauscht wird, nur weil Ihnen der Geschmack nicht zusagt, liegt in der Kulanz des Hauses.

Ob Sie die Bestellung für beide aufgeben, ist Geschmacksache und ein wenig abhängig von der Art des Restaurants. Gebräuchlich ist heute, dass jeder seine Wünsche selbst äußert. So kann durchaus die Dame zuerst angesprochen werden, die bei dieser Gelegenheit auch gleich nach der Zubereitungsart und den Beilagen einzelner Gerichte fragen und besondere Bitten anbringen kann: Vielleicht schätzt Ihre Frau ja eine kleinere Portion, nimmt dafür aber lieber eine Vorspeise. Oder sie hasst Broccoli und verabscheut Zucchini? Steak sollte für sie *medium* gebraten werden, Wildfleisch darf aber maximal leicht rosa sein? Akzeptieren Sie ihre Sonderwünsche, denn was sie essen möchte, ist alleine ihre Entscheidung.

Die persönliche Bestellung bringt auch für das Service-Personal Vorteile: Es ist leichter zu merken, wem später welche Speisen zu servieren sind. Sollten Sie für beide gemeinsam bestellen, können Sie das natürlich auch selbst deutlich machen: »Für meine Frau bitte die Seezunge und für mich den Loup de Mer.«

Die alte Sitte, dass der Herr die gesamte Kommunikation übernimmt, stammt aus einer Zeit, als es dem »Personal« nicht gestattet war, das Wort direkt an die Dame zu richten.

Dankenswerterweise ist sie heute selbstbewusst genug (und das Personal ebenfalls), eigenständig entscheiden und für sich sprechen zu können. Sie ist – so hoffen wir hier – ebenfalls emanzipiert genug, Aufmerksamkeiten elegant annehmen zu können.

Selbstverständlich reichen Sie ihr während des Essens den Brotkorb und achten darauf, dass sie stets ein gefülltes Glas hat. Sollte das Personal auch auf einen entsprechenden Wink nicht reagieren (Fauxpas desselben), greifen Sie zur Not selbst zur Flasche (und der passenden Serviette!). Besondere Wünsche oder notfalls Beschwerden leiten Sie zügig und in angemessener Form weiter.

So nicht: Stell dich nicht so an!
Ob das Essen zu kühl, das Gemüse verkocht oder das Glas angeschlagen ist: Wenn Ihre Frau etwas zu beanstanden hat, geben Sie dem Kellner einen Wink und bitten um Abhilfe. Ihr Wunsch ist Ihnen selbstverständlich Befehl!

Dass Sie vor dem Kaffee nicht auf die Idee kommen zu rauchen, ist klar. Auch über das Handy gibt es hier im Grunde nichts zu sagen. Es bleibt selbstverständlich ausgeschaltet oder zumindest lautlos. Die einzige Ausnahme: Sie sind Notarzt und in Rufbereitschaft. (Nur für Eltern: Der Babysitter sollte Sie erreichen können. Sie können dafür aber auch die Nummer des Restaurants hinterlassen, damit Sie diskret benachrichtigt werden können.)

Das ist das kleine Einmaleins, das übrigens auch gilt, wenn Sie in größerer Gesellschaft sind.

Doch Sie können mehr tun:

Ihre Frau hat sich zum Beispiel entschlossen, nachdem die

Bestellung aufgegeben wurde, doch noch einen kleinen Salat vorab zu wünschen. Dann heißt es im Zweifel aufstehen, und diesen eben noch zu ordern, bevor die Hauptspeisen serviert werden. Oder: Ihre Frau bekommt ein Gericht, das sie sich vollkommen anders vorgestellt hat. Es ist weit weniger attraktiv als das Ihre. Was tun? Etwas Neues bestellen? Bis es serviert wird, ist Ihr eigenes Essen kalt. Oder sie muss später alleine essen. – Wie wäre es mit tauschen? Das kleine Opfer wird Ihnen echte Pluspunkte einbringen.

So geht's: Von Rute & Rolle

Mancher Mann kennt sich mit Fischen besser aus als seine Gattin. Dann ist es eine feine Sache, sie bei der Auswahl zu beraten. Auch das Filetieren am Tisch kann er übernehmen, sollte die Küche beziehungsweise der Ober dazu keine Neigung zeigen.

Wenn Sie zum Essen ein Jackett tragen, behalten Sie dieses selbstverständlich an. Sollten die Temperaturen wirklich außergewöhnlich tropisch sein, können Sie Ihre Frau nach einer Weile fragen, ob Sie es ablegen dürfen.

Sollte Ihre Frau zwischen den Gängen zum Frischmachen gehen, stehen Sie selbstverständlich wieder auf, wenn sie zurückkommt. Und helfen Ihr wieder mit dem Stuhl. In der Zwischenzeit haben Sie übrigens keineswegs begonnen, mit den netten Damen vom Nachbartisch zu schäkern. Das wäre eine grobe Unhöflichkeit! Sie sind mit Ihrer Frau unterwegs, und selbst wenn sie nicht dabei wäre, würden Sie die Ladys gar nicht bemerken.

Das scheint Ihnen alles albern und überflüssig? Ihre Frau würde Höflichkeiten wie Stühlerücken gar nicht schätzen?

Haben Sie es schon ausprobiert? Ja? Und wurden damit eher aus- als angelacht?

Nun, vereinzelt gibt es Frauen, die derartige Aufmerksamkeiten nicht gewohnt sind. Vielleicht haben Sie selbst auch sehr spät damit angefangen? – Verzweifeln Sie nicht. Sobald Ihre Frau merkt, dass Sie keine Komödie spielen, sondern es ernst meinen und sie verwöhnen wollen, wird sie sich geschmeichelt fühlen. Und diese Form von Komplimenten elegant annehmen können. Je selbstverständlicher das gute Benehmen für Sie ist, desto entspannter wird Ihre Frau sein. Letztlich ein angenehmer und schöner Zustand für beide.

Die Rechnung bezahlen Sie zum Schluss selbstredend diskret und ohne jede Bemerkung über deren Höhe. Sollten Sie eine Lesebrille benötigen, nehmen Sie diese mit und kontrollieren die Rechnung selbst! Zum Trinkgeld: Passend sind zwischen fünf und zehn Prozent der Summe, zumindest, wenn alles in Ordnung war. Nicht knausern, aber auch nicht den dicken Max spielen. Eine Frau von Klasse beeindruckt das nicht.

So geht's: Einladen und einladen lassen!
Sollten Sie einen beschränkten Etat haben, wählen Sie das dazu passende Restaurant – auch ein Glas Wein und Tapas können einen wunderbaren Abend ergeben. Oder Sie gehen seltener essen, dann aber mit allem Drum und Dran. Während eines Essens zu knausern (»Brauchst du wirklich noch einen zweiten Wein?«) oder am Trinkgeld zu sparen (»Das war doch teuer genug!«), ist ausgesprochen peinlich! – Sollte ausnahmsweise Ihre Frau Sie eingeladen haben, besprechen Sie das vorab. Sagen Sie niemals etwas wie: »Bist du nicht mal wieder dran?« Oder: »Schon wieder ich?« – Schon gar nicht vor den Kellnern!!!

Und wer war das?

Sind Sie gemeinsam mit Ihrer Frau unterwegs und treffen Bekannte, die sie vielleicht nicht kennt, stellen Sie diese natürlich vor. Es ist ausgesprochen unhöflich, sie einfach nebenbei stehen zu lassen, ohne sie einzubeziehen. Sehr unangenehm für sie, anschließend fragen zu müssen: Und wer war das?

Doch manchmal ist das Vorstellen gar nicht so einfach. Ob beim Einkaufen, auf dem Markt oder im Museum, immer wieder trifft man auf Menschen, die man aus einem komplett anderen Zusammenhang kennt. Wohl dem, der ein gutes Namensgedächtnis hat und die Gesichter sofort zuordnen kann. Ist das nun der frühere Squashpartner oder ein Kollege, den man normalerweise nur auf den Messen trifft? Oder vielleicht doch der Tankwart, den man hier nicht vermutet hat? Manchmal bleibt man dann stehen und wechselt ein paar Worte, krampfhaft überlegend, wie denn der Name noch war. Und schon hat man ein Problem: Ohne Name kann man den anderen auch nicht vorstellen. Noch peinlicher, wenn es eine Frau ist, und das Gedächtnis eine einzige Mattscheibe darstellt …

Nicht nur, wenn Sie mit Ihrer Frau unterwegs sind. Aber besonders, wenn Sie mit Ihrer Frau unterwegs sind: Treten Sie rasch die Flucht nach vorne an. Nennen Sie Ihren eigenen Namen, und hoffen Sie, dass der andere sich daraufhin selbst vorstellt. Wenn nicht, bitten Sie darum, Ihnen eben auf die Sprünge zu helfen. Das ist weit weniger unhöflich, als mit dem allgemeinen Gestocher weiterzumachen. Sicher fällt Ihnen nun auch ein, woher Sie sich kennen. Mit dem Namen fällt meist auch der Groschen. – Dann können Sie endlich dort weitermachen, wo Sie anfangen sollten: Stellen Sie den Herrn Ihrer Frau vor (»Richtig, Philipp Schmidt! Karin, das ist mein früherer Kollege aus der Dresdner Bank«), dann Ihre Frau dem Herrn.

Apropos Namen: Ihre Frau hat einen Vor- und einen Zunamen. Längst ist es nicht mehr selbstverständlich, dass sie Ihren Namen angenommen hat. Und selbst wenn: Stellen Sie sie dennoch mit dem kompletten Namen vor. »Darf ich vorstellen: Meine Frau Karin Schweizer.« (Umgekehrt stelle ich auch den besten Ehemann von allen mit seinem kompletten Namen vor: Er hat bei der Eheschließung seinen Namen behalten und schätzt es, auch mit diesem angesprochen zu werden.)

So nicht: Bessere Hälfte?
Vermeiden Sie bei der Vorstellung Ihrer Frau neckische Ausdrücke, Kosenamen und Ungetüme wie »meine bessere Hälfte« oder gar »Gemahlin«. Ein Satz wie: »Darf ich vorstellen? – Das ist meine Frau Karin Schweizer«, ist schlicht und gut.

Kunstgenuss mit Canapés

Auf der Vernissage, im Theater oder beim Stehempfang zum Jubiläum: Immer wieder gibt es wundervolle Anlässe, um ganz Kavalier sein zu können. Achten Sie einfach immer darauf, dass Ihre Frau sich wohlfühlt. Das heißt nun nicht, dass Sie ständig wie eine Gouvernante an ihrer Seite bleiben sollten. Es ist nur wichtig zu wissen, dass es ihr gut geht. Unterhält sie sich angeregt? Oder steht sie etwas verloren zwischen lauter Leuten, die sie nicht kennt? Dann nichts wie hin zu ihr, und gemeinsam weitergehen.

So geht's: My darling wife!

Der englische Kronprinz hat sich gewandelt: Statt gefühlskalt und ablehnend wie mit Diana, zeigt er sich mit seiner Ehefrau Camilla von der besten Seite. Er scheut sich nicht, vor aller Augen hemmungslos mit ihr zu flirten und zu kichern, nennt sie stets »my darling wife« und versucht ihr jeden Wunsch von den Augen abzulesen. Nun denn, es geht doch!

Das gekonnte Vorstellen ist auch auf Partys das Ah und Oh. Bedauerlicherweise vertrauen viele Gastgeber heute darauf, dass sich die Gäste schon untereinander bekannt machen werden. Wie viel leichter fällt das aber, wenn man bereits einige Hinweise zu möglicherweise gemeinsamen Interessen hat. Oft erfährt man erst nach dem Abend mit Bedauern, dass der Freund des Segelpartners da war, von dem man schon so viel gehört hat und den man gerne einmal kennengelernt hätte. Gehen Sie einfach mit gutem Beispiel voran: Stellen Sie zumindest Ihre Bekannten einander vor. Nennen Sie nicht nur den Namen, sondern geben Sie zwei Stichworte dazu. Damit kann sich auch Ihre Frau viel leichter ein Bild machen und sich wohlfühlen.

Büfetts sind oft dicht belagert, Bars überfüllt. Es ist Ihr Job, dafür zu sorgen, dass Ihre Frau nicht vor Hunger ohnmächtig wird. Hat sie eine Freundin oder Kollegin getroffen, bieten Sie selbstverständlich an, für beide etwas zu holen.

So nicht: »Champagner ist aus!«
Als Reporterin habe ich ab und zu das zweifelhafte Vergnügen, Abende in schickem Ambiente – aber ohne Begleitung – zu verbringen. Nach getaner Arbeit bat ich einmal einen Turnschuhträger an einer dicht umlagerten Bar (auf einer norddeutschen Partyinsel), mir ein Glas des bislang in Strömen geflossenen Champagners zu organisieren. »Champagner ist aus!«, war die lapidare Antwort. Ich musste nachhaken: »Okay, und was schlägt die Bar als Alternative vor?« – Daraufhin bekam ich immerhin ein Glas Weißwein und beschloss sofort, mich wieder nach Italien zu orientieren.

Die meisten Frauen verfügen weder über eine besonders laute Stimme noch über den Hals einer Giraffe, um sich an Bars und Theken Gehör und Übersicht zu verschaffen. Also übernehmen Sie den Job des Getränkeholens. Das gilt in der Disko genau wie im bayerischen Biergarten: Für die Drinks sind Sie zuständig. Ohne Ausnahme.

Sollten wir nicht besser gehen?

Je weiter fortgeschritten der Abend, desto größer die Fallen. Nicht jeder kann erkennen, wann ein guter Zeitpunkt zum Gehen ist. Besonders dann, wenn die Gespräche angeregt und die Drinks lecker sind, scheinen auch die Gäste lockerer. Und manche lecker.

Vielleicht haben Sie sich gerade intensiv ins Gespräch vertieft und würden das gerne fortsetzen. Nun. Der Gentleman bewahrt Contenance. Und Überblick. Flirten Sie niemals so intensiv mit anderen Gästen, dass sich Ihre Frau in zweiter Reihe anstellen muss, um irgendwann endlich Ihre Aufmerksamkeit zu erregen. Um Ihnen sagen zu können, dass die Babysitterzeit abgelaufen ist. Oder dass derselbe gerade angerufen hat, weil das Kleinkind spuckt. Oder um Sie zu bitten, nach Hause zu gehen, weil sie einfach hundemüde ist. Dabei kommt wieder Regel Nummer eins zum Tragen: Achten Sie immer auf Ihre Frau. Sie soll sich in jedem Moment wohl- und sicher fühlen.

Selbstverständlich verziehen Sie sich auch keinesfalls mit Geschäftsfreunden ins Séparée, um eben einen Deal einzufädeln. (Nein, auch nicht, wenn Sie Mafiaboss sind und ihr vorher Bescheid gesagt haben.) Gibt es dringenden Gesprächsbedarf, machen Sie einen Termin in Ihrem Büro aus.

Selbstredend ist der gute Ehemann auch in der Lage zu erkennen, wann es sinnvoller ist, ein Taxi zu bestellen. Das gilt natürlich auch, sollte Ihre Frau ausnahmsweise ein bisschen wenig gegessen haben, bevor ihr das dritte Glas Champagner angeboten wurde, das sie höflicherweise nicht ablehnen wollte. Diskret und freundlich schlagen Sie ihr vor, die Party zu Hause (oder in Ihrem Hotel) fortzusetzen. Keinesfalls jedoch vor irgendwelchen Zuhörern. Keinesfalls. Einen Satz wie: Meinst du nicht, du hast bereits genug getrunken?, wollen Sie niemals vor Publikum hören. Ihre Frau selbstredend auch nicht.

Checkliste: Herrlich ausgehen!

- Ob auf ein Glas Wein oder zum Essen: Möchte Ihre Frau ausgehen, gehen Sie mit. Ohne zu klagen.
- Im Restaurant sind Sie der Gastgeber. Großzügig und souverän.
- Ihr Gericht ist feiner? Sie tauschen selbstverständlich mit ihr.

- Treffen Sie Leute, die Sie kennen? – Stellen Sie sie Ihrer Frau vor.
- Beim Stehempfang oder der Vernissage: Sie achten stets darauf, dass sich Ihre Frau wohlfühlt. Ist sie in angenehmer Gesellschaft?
- Drinks zu holen, ist Ihr Job.
- Sie lassen sich weder auf ein berufliches Fachgespräch ein noch auf einen Flirt.
- Beim leisesten Zweifel an Ihrer Fahrtüchtigkeit bestellen Sie ein Taxi.

Gemeinsam eingeladen

Wie schön, gemeinsam eingeladen zu sein. Zur Party oder zur Geburtstagsfeier, zur Taufe oder zur Silberhochzeit der Eltern. Bei vielen Anlässen stehen das passende Gastgeschenk, das richtige Outfit und Pünktlichkeit hoch im Kurs.

Verlassen Sie sich beim Geschenk bitte nicht einfach auf Ihre Frau. Es kommt weniger gut an, wenn Sie beim Weggehen fragen: »Und was bringen wir den beiden mit?« Selbst gut sortierte Tankstellenshops haben nicht immer eine passende Lösung parat. Schon beim Annehmen einer Einladung lohnt es sich also, kurz darüber zu sprechen. Stammen die Gastgeber aus Ihrer Verwandtschaft oder aus Ihrem Freundeskreis, wissen Sie sicherlich besser über deren Geschmack, Einrichtungsstil und kulturelle Vorlieben Bescheid. Bei größeren Anlässen hilft meist ein kurzes Gespräch mit den Gastgebern, oft gibt es auch eine Geschenkliste. Oder einen ausdrücklichen Wunsch wie: »Bitte keine Blumen!« Hat einer von zweien Geburtstag, behält der Partner meist den Überblick und hat passende Tipps.

Oft freuen sich die Gastgeber auch über Unterstützung fürs Büfett: Könntet Ihr vielleicht Euren phantastischen Frühlingssalat mitbringen? Oder noch einen Kuchen backen? Oder vielleicht einen Obstsalat fürs Dessert zubereiten?

Keineswegs steht bei den Mitbringseln in der Agenda: Job der Frau. Sprechen Sie ab, wer Zeit und Gelegenheit hat, das Richtige zu besorgen.

Haben Sie kleine Kinder, die zur Feier nicht mitkommen können, gilt es außerdem, für einen Babysitter zu sorgen. Bei Taufen sind Kinder jeder Größe meist selbstverständlich dabei, bei der Geburtstagseinladung am Abend gilt es nachzufragen, ob Kinder willkommen sind, sollte das nicht explizit auf der Einladung vermerkt sein. Denken Sie auch daran rechtzeitig, besprechen Sie mit Ihrer Frau, wer zum Aufpassen kommen könnte.

Schriftliche Einladungen enthalten oft einen Hinweis auf das erwünschte Outfit. Bei »Festlich-elegant« liegen Sie mit einem schwarzen Anzug richtig, Ihre Frau trägt ein Cocktailkleid oder das kleine Schwarze. Neu auf Einladungen ist »smart casual«, womit Gastgeber etwas wie »schick, aber nicht allzu steif« ausdrücken wollen. Das heißt für Sie Anzug mit Hemd, aber ohne Krawatte, oder eine Kombination mit Hemd und Krawatte. Ihre Frau wird sich dann im Kostüm oder Hosenanzug mit einem Shirt statt einer Bluse wohlfühlen.

Planen Sie vor derartigen Einladungen genügend Zeit zum Umziehen ein – und überprüfen Sie bitte einige Tage zuvor, ob das passende Hemd auch frisch gewaschen und gebügelt ist. *Last-minute*-Aktionen (Waschen, Fönen, trocken bügeln!) bringen unnötig Stress in die Vorbereitung. Auch die Schuhe sollten Sie – falls nötig – vorab nochmals auf Hochglanz bringen.

Übrigens haben feine Anzüge, die lange nicht getragen wurden, bei vielen Männern die rätselhafte Tendenz, heimlich einzulaufen. Sollten Sie also den Verdacht hegen, dass das schicke Outfit seit der Hochzeit diesem heimtückischen Phänomen zum Opfer gefallen sein könnte, probieren Sie es rechtzeitig nochmals an.

Wege planen

Gut ist es, ein Navigationsgerät zu besitzen. Aber schlecht, sich blind darauf zu verlassen. Wenn Sie den Veranstaltungsort nicht genau kennen, ist es sinnvoll, schon einmal vorab (möglichst natürlich zur ähnlichen Tageszeit) herauszufinden, wie lange man dorthin wohl brauchen wird. Viele Gastgeber lieben Feiern in romantischen Berghütten, die nur über namenlose Schleichwege zu erreichen sind. Oder sie heiraten in barocken Wiesenkirchen und feiern in abgelegenen Wasserschlössern oder in temporär bewirtschafteten Gaststuben. Wenn es ganz hart kommt, steht der Grill in irgendeinem Kleingartenverein, der vom Kumpel des zukünftigen Bräutigams extra für diesen Abend klargemacht wurde. Liegt der Einladung eine Anfahrtsskizze bei, ist höchste Vorsicht geboten. Mein persönlicher Tipp: Ein zweites Paar rustikale Schuhe für Erkundungsgänge in den Wagen packen!

Orientierungsläufe und der große Kreisverkehr (der Navi blökt zum dritten Mal: »Biegen Sie jetzt bitte halblinks ab«, an einer Stelle, an der es definitiv links überhaupt nicht abgeht!) führen meist dazu, dass man eindeutig zu spät kommt. Doch auch zu frühes Erscheinen ist unhöflich und bereitet den Gastgebern unnötig Stress. Zumal bei einer Einladung zum Essen.

So geht's: Fünf nützliche Minuten

Manche Männer hassen es, zu spät zu kommen! Um nicht das geringste Risiko einzugehen, stehen sie bereits eine halbe Stunde vor der Zeit fix und fertig poliert an der Haustür und scharren mit den Füßen: Das macht Ihre Frau jedoch nicht schneller, sondern nur nervös. Sollte noch Zeit sein, könnten Sie doch eben noch ein wenig aufräumen, Flaschen wegpacken oder den Geschirrspüler anstellen. Tun Sie derweil einfach etwas Nützliches!

Doch all diese Vorbereitungen treffen letztlich nur die Rahmenhandlung. Das alles Entscheidende ist das feine Verhalten gegenüber Ihrer Frau während der Party. Klar ist wie stets: Sie sind höflich und zuvorkommend, lassen sie keinesfalls am Eingang stehen, um sich umgehend allein ins Getümmel zu stürzen. Sie achten bei Tisch und Büffet darauf, dass sie das Richtige bekommt. Sorgen Sie immer dafür, dass Ihre Frau sich wohlfühlt. Sie scheuen sich nicht, ihr auch in Gesellschaft kleine Komplimente zu machen oder liebevolle Blicke auszutauschen. Aber nun zu den Feinheiten:

- Unterbrechen Sie sie niemals, wenn sie etwas erzählt.
- Korrigieren Sie sie nicht, wenn Sie etwas anders in Erinnerung haben.
- Sollte irgendjemand auf die Idee kommen, Ihre Frau zu kritisieren (»Wie bitte, Sie lassen Ihre Kinder in der Obhut einer 15-Jährigen?«), verteidigen Sie Ihre Frau ritterlich. Auch, und das ist absolut wichtig, wenn Sie anderer Meinung sind und vielleicht sogar selbst ein mulmiges Gefühl bei der neuen Babysitterin hatten. Sie haben nicht protestiert und Sie hatten keine Alternative, oder?
- Auch wenn es nicht um Sachfragen geht und sie kein Wort

verstehen: Sie sind immer auf der Seite Ihrer Frau. Selbstverständlich!

- Sie geben keine Schoten aus Ihrem gemeinsamen Leben zum Besten. Selbst wenn Ihre Mutter bohrend nachfragen sollte, sind Sie vollkommen solidarisch mit Ihrer Frau: Intimitäten gehen andere rein gar nichts an.
- Sollten Sie von einer Tafel aufstehen müssen, entschuldigen Sie sich kurz. Und sind schnell wieder zurück.
- Sie halten sich mit Alkohol zurück. Selbst wenn es der Polterabend Ihres besten Freundes sein sollte, trinken Sie nur so viel, wie gut für Sie ist.

Das ist doch sowieso alles klar? Das kleine Einmaleins des guten Benehmens für Sie? Fein.

Checkliste: Gemeinsam eingeladen

- Mitbringsel oder Geschenk: Eine gemeinsame Aufgabe.
- Babysitter? Ebenso!
- Passendes Outfit rechtzeitig auswählen und checken.
- Wege planen, eventuell Straßenkarten und Stadtplan kaufen.
- Bei Diskussionen nicht vergessen: Ihre Frau hat recht.

Begleitung auf vielen Wegen

Es ist eine Wonne, von Geschäftsreisen zurückzukommen: Wenige Sekunden, nachdem ich im Flughafen das Gepäck vom Band gezogen habe, stürme ich durch die Glastür und weiß genau: Dort drüben rechts, etwas im Hintergrund vor dem Fleurop-Shop, wartet der beste Ehemann von allen. Fast immer kann er es einrichten, mich abzuholen. Fast immer ist mein Flieger verspätet und er hat wieder zu lange gewartet und es kostet wieder unnötig Gebühr fürs Parkhaus: Aber er ist nicht böse und meckert nicht und ist einfach da. Das ist wunderbar und fühlt sich sagenhaft an.

Dann fahren wir quer durch die Stadt und ich rede zu viel und wenn wir noch Hunger haben, halten wir beim Italiener an – oder wir essen zu Hause, weil ich endlich wieder zu Hause sein will. Zumal ich meist tagelang viel zu lange in Restaurants zwischen viel zu vielen mehr oder weniger fremden Menschen gesessen habe.

Ähnlich geht es auch im Bahnhof, wo ich doppelt froh bin, wenn ich aus dem öffentlichen Raum endlich in den privaten zurückkehren kann. Bahnhöfe sind ohnehin keine besonders gemütlichen Orte für Frauen: Zugig und erfüllt von Lärm und zweifelhaften Gerüchen und ebensolchen Gesellen. »Hassu ma 'n bisschen Kleingeld?«, ist noch die harmloseste der üblen Anmachen, da hilft auch die 24-stündige Beschallung mit klassischer Musik nicht.

Auch hier hat der gute Ehemann wieder eine perfekte Steilvorlage. Ihre Frau vom Zug abzuholen ist romantisch und gentlemanlike und einfach das Gebot der Stunde. Sie wird sich freuen und wohlfühlen.

So geht's: Keine Blumen am Bahnsteig!
Unverbesserliche Romantiker winken auf dem Bahnsteig mit einer Rose in Cellophan. – Wenn Sie verheiratet sind, können Sie die Blumen unbesorgt schon zu Hause in die Vase stellen. Das wird sie bestimmt bei der Rückkehr erfreuen! Schließlich brauchen Sie kein verabredetes Erkennungszeichen wie beim Blind Date.

Sie müssen nicht unbedingt mit dem Blumenstrauß auf dem Bahnsteig erscheinen, es reicht, wenn Sie pünktlich zur Stelle sind. Machen Sie einen speziellen Ort aus, wo Sie sich sicher treffen und sehen, denn das Gewimmel im Bahnhof ist oft enorm. Nehmen Sie natürlich dennoch das Handy mit und packen Sie es so in die Tasche, dass Sie es auch hören können.

Kleine Aufmerksamkeiten: Wenn Sie ihr in der Wartezeit einen besonderen Tee oder ihre Lieblingspralinen oder einen kleinen duftenden Badezusatz gekauft haben, wird sie das sicherlich erfreuen. Pflicht ist es nicht. Schöne Pflicht ist aber die herzliche Umarmung und der innige Kuss, sollte sie nicht mehr in Begleitung von Geschäftskunden oder Kollegen sein. Falls doch, heben Sie sich diesen bitte für später auf.

Zum Gepäck: Alles, was größer als ihre Handtasche ist, nehmen Sie ihr ab. So ist die Regel. Nun sind die modernen Trolleys aber oft sehr leicht zu manövrieren und auf ihre Körpergröße zugeschnitten, während die Aktentasche schon den ganzen Tag bleischwer an ihrer Schulter hängt ... Fragen Sie Ihre Frau einfach, was Sie ihr abnehmen können. Und da die Blumen ja bereits zu Hause in der Vase stehen und so auch frisch bleiben, haben Sie beide Hände frei!

Die Tanzmaus

Natürlich ist Ihre Frau selbständig genug, von überall her alleine zurückzufinden. Doch manchmal, manchmal ist es einfach schöner, abgeholt zu werden. Meine Freundin Corinna geht beispielsweise für ihr Leben gerne tanzen. Ihr Mann ist eine ganze Ecke älter als sie, ging am Anfang ihrer Freundschaft (»Werbungsphase!«) auch immer mal mit in die Disko. Doch kam er sich zwischen den jungen Hüpfern reichlich fremd vor und tanzen ist nun nicht gerade sein Ding ...

Inzwischen bringt er sie mit ihren Freundinnen hin und fährt wieder nach Hause. Bei einem Krimi und einer Kanne Tee macht er sich einen gemütlichen Abend, bis Corinna anruft, dass sie jetzt bitte abgeholt werden wollen. Die Damen können unbeschwert tanzen, auch mal einen Drink nehmen und sind fröhlicher Stimmung. Er macht den Fahrdienst und ist froh, nicht den ganzen Abend dabei sein zu müssen: Eine angenehme und sichere Lösung für beide.

Emergency Room

Auch bei Arztterminen und schwierigen Besuchen können Sie sich von Ihrer besten Seite zeigen. Es ist leichter durchzustehen, die liebe Oma hilflos und umgeben von Hightech-Apparaten im Krankenhaus zu sehen, wenn der gute Ehemann dabei ist. Und nicht immer wird es tröstlich enden, und natürlich werden Sie Ihrer Frau auch in dieser Situation ritterlich beistehen.

Manchmal ist es aber nicht die Oma, die krank ist. Sondern Ihrer Frau wurde empfohlen, nur mal sicherheitshalber dies und das prüfen zu lassen. Oder es gibt bereits wirklichen Handlungsbedarf: Vom Lasern der Netzhaut bis hin zur Darmspiegelung, der Anlässe gibt es viele.

Flattern die Nerven vor einer unangenehmen Untersuchung oder einem kleinen ambulanten Eingriff, wird es einfacher, wenn der geliebte Ehemann in der Nähe ist. Also: Vielleicht können Sie Ihre Frau zu einem heiklen Termin begleiten, vielleicht können Sie sie abholen. Bieten Sie ihr rechtzeitig an mitzukommen, damit sie den Termin passend legen kann (in vielen Arztpraxen gibt es inzwischen Abendtermine).

So nicht! Der Bewacher!
Man kann es mit seiner Fürsorge natürlich auch übertreiben: Unangenehm ist der Gatte (gleich welcher Nationalität!), der sich noch mit ins Arztzimmer drängt, um genau zu erfahren, was mit seiner Frau denn los sei. Auch zum Vorstellungs- oder dem Gerichtstermin möchte sie vielleicht alleine gehen, um sich freier zu fühlen. Bieten Sie ihr also an, sie zu begleiten. Aber bestehen Sie nicht darauf.

Derartige Termine sind auch immer ein Grund, über die eigenen Vorsorgeuntersuchungen nachzudenken: Wann waren Sie zuletzt beim Arzt? Ob Augen, Zähne oder Prostata, es ist nicht verkehrt, auch die Details einmal nachsehen zu lassen.

Sie kennen ja das Beispiel vom harten Mann, der nie beim Arzt war: Es ist für eine Frau auch nicht wirklich schön, wenn der geliebte Mann mit 45 überraschend beim Handballmatch umfällt. Oder mit einem Herzinfarkt aus der Loipe kippt: »Er hinterließ Frau und zwei Kinder.« Und nachher stellt sich heraus, dass er einen Herzfehler hatte, der nur niemals diagnostiziert wurde. Auch wenn Sie sich also kerngesund und leistungsfähig fühlen, ist es verantwortungsbewusst und richtig, zumindest die raren, noch von der Kasse bezahlten Vorsorgeuntersuchungen wahrzunehmen. Ein Check-up mit EKG und großem Blutbild wird beispielsweise alle zwei Jahre bezahlt, wenn Sie 35 oder älter sind.

Sobald etwas zwackt und nicht weichen will, gehen Sie selbstredend sowieso zum Arzt. Bei rätselhaften Schmerzen und Beschwerden werden auch aufwendige Untersuchungen außer der Reihe von den Kassen übernommen.

Ob Sie Ihre Frau begleiten oder sie alleine fährt: Wichtig für ihre Sicherheit ist, dass sämtliche Vehikel in gutem Zustand sind. Das gilt vom Dreirad für den Kleinsten über die gesamten Fahrräder mit oder ohne Kindersitze (Gurte intakt? Licht am Fahrrad? Ständer in Ordnung und stabil genug?) bis hin zur echten Familienkutsche mit Schiebetüren, Turbodreh- und Klappsitzen, elektronischen Gurtstraffern, Seitenaufprallschutz, Einparkhilfe und acht Airbags.

Die neueste Sicherheitstechnik überholt uns quasi links. Und doch reicht oft schon eine verdreckte Scheibe, um im entscheidenden Moment nicht genügend Sicht auf einen dunkel gekleideten Fußgänger oder einen kurierschnellen Fahrradfahrer zu gewähren. Und wer ist dann schuld? Sie natürlich, weil Sie die Karre so bodenlos verdrecken ließen, dass man nicht mehr hinaussehen konnte. Und wieso war die Scheibenwischanlage leer, als sie diese brauchte?

Es ist ein wirklicher Liebesdienst, wenn Sie nicht nur Ihr eigenes Auto pflegen, sondern sich auch um das Ihrer Frau kümmern. Haben Sie nur ein Gefährt, benutzt es selbstredend der- oder diejenige, der es häufiger braucht. Sie werden doch nicht Ihre Frau im Regen stehen lassen, nur damit Sie morgens schick ins Büro fahren können? Wo das gemeinsame Auto dann vielleicht hübsch überdacht und bewacht auf dem Firmenparkplatz steht, aber den ganzen Tag nicht benutzt werden kann.

So geht's: Wichtige Wartung
Die Scheibenwaschanlage sollte stets optimal gefüllt sein (im Winter mit Frostschutz), die Spritzdüsen sind frei und die Scheibenwischer keine quietschenden Antiquitäten. Scheibenwischer und Behälter gibt es vorne und hinten, die Scheinwerfer und Lampen – auch zur Beleuchtung des Kofferraums – sind alle intakt. Wer mag und über das nötige Kleingeld verfügt, kann diese Dienstleistung, genau wie viele andere, selbstverständlich auch qualifizierten Fachleuten übertragen.

Neben der guten Beleuchtung und den funktionierenden Scheibenwaschanlagen sind auch die Reifen entscheidende Faktoren für die Sicherheit. Aber das wissen Sie sicherlich mindestens ebenso gut wie die Autorin.

Dieselbe hat nämlich mit ihrer Eheschließung (nein, schon drei Jahre zuvor, beim Zusammenziehen) nicht nur den wohl sortierten Werkzeugkasten mit Bohrmaschine, Schraubzwingen, Zangen und Schraubendrehern, Dübeln, Moltofill und Spachtel dem lieben Gatten übergeben. Sondern auch die Verantwortung für den Fuhrpark. Wir haben in diesen Punkten eine klare Arbeitsteilung: »Ich schreibe, du schraubst.« Eine Aufteilung der Ressorts, die nach Neigung und Vorkenntnissen geschaffen und klar besprochen wurde.

Jetzt krähe ich laut, wenn ich aus dem Auto nicht mehr hinaussehen kann oder mir jedes Mal den Mantel schmutzig mache, wenn die Parklücke zu schmal zum weiten Öffnen der Tür war. Leider verhallt mein Rufen oft ungehört, sodass ich ab und an mit Todesverachtung selbst zur Waschanlage fahre. Allein das Abschrauben der Antenne stellt oft ein Problem dar, das ich mehrfach nur mit Hilfe eines mühsam aufzutreibenden Tankwarts lösen konnte. (Er empfahl Karamba, ich habe das weitergeleitet, aber nun ja …) Nicht dass ich nicht selbst einen funktionalen Film Gleitöl auf die richtige Stelle aufbringen könnte. Nein, nicht, was Sie jetzt denken. Auch als Autoschrauberin habe ich eine imposante Karriere: Innerhalb einer einzigen Ampelphase konnte ich die Verteilerkappe eines R4 entfernen und die Kontakte absprühen, sodass der Wagen wieder ansprang. Das Missgeschick passierte natürlich stets bei Regen und auf dem Weg zu einem wichtigen – möglichst schicken – Termin. Termine, deren Kleiderordnung sich keinesfalls mit dreckigen Karossen verträgt.

In einer partnerschaftlichen Ehe gibt es keinen Zweifel: Das Autowaschen, Schrauben und Ölen ist eindeutig die Sache des Herrn. Zumindest so lange, bis derselbe nicht mindestens zwei Drittel des Verwaltungskrames, der Pflege der Familie und des Haushalts übernimmt. Aber davon sogleich mehr.

Checkliste: Schwierige Wege

- Kommt sie von einer Reise zurück: Holen Sie sie ab.
- Seien Sie beim Abholen pünktlich und warten Sie geduldig.
- Eine Party mit den Freundinnen? Geben Sie den Chauffeur!
- Bei Arztbesuchen oder im Krankenhaus: Bieten Sie Ihre Begleitung an.
- Gehen Sie auch selbst regelmäßig zum Arzt.
- Halten Sie den Fuhrpark in gutem Zustand.

In früheren Zeiten mag sie sich darüber gefreut haben, wenn er überhaupt einmal den Müll mitnahm. As time goes by ...! Heute ist im Haushalt der ganze Mann gefordert.

Hausarbeit: eine Sache für zwei

Über eine Reihe von Selbstverständlichkeiten sollte man sich nicht mehr unterhalten müssen. Das bisschen Haushalt ist doch heute, angesichts der gesammelten Küchenhelfer, kaum mehr der Rede wert. Oft stehen Wasch- und Geschirrspülmaschine, Wäschetrockner, Kaffeeautomat und Staubsauger parat. Häufig kommt zusätzlich einmal die Woche eine Putzhilfe. Worüber reden wir also? Der kleine Rest macht sich doch quasi von alleine. Ganz nebenbei.

So ganz nebenbei sollten sich denn auch beide an den täglichen Handgriffen beteiligen. Zumal, wenn beide gleichermaßen berufstätig sind. Dann bleiben der Morgen und der Abend um zuzugreifen, und natürlich das gemeinsame Wochenende, an dem die Arbeit partnerschaftlich aufgeteilt werden sollte. Doch was ist jetzt partnerschaftlich? Und welche Arbeiten sind überhaupt zu tun?

Vertrackterweise gibt es sichtbare und unsichtbare Arbeiten. Doch zunächst zu den sichtbaren Arbeiten, als da im Wesentlichen sind: Aufräumen, Einkaufen und Essen richten, Geschirr waschen und die Wohnung putzen. Dazu kommt die Wäsche, die auch nicht selbsttätig in die Maschine springt. Der vielfach angekündigte Staubsaugerroboter, der sich seinen Schmutz mit schlauen Sensoren selbst sucht, wurde bislang ebenfalls nicht zur Marktreife entwickelt.

Also gilt es selbst zuzugreifen. Kein Problem, sollte man meinen. Zumal wenn es zwei gibt, die das können. Theoretisch zumindest.

Doch sind selbst die grundsätzlichen Handgriffe für viele nicht selbstverständlich, wie das Leben so zeigt. Oder wie man aus Büchern lernen kann, in denen Männer mit dem Wichtigsten vertraut gemacht werden. Sie heißen zum Beispiel: *Frag Mutti. Das Handbuch nicht nur für Junggesellen* und enthalten solch wertvolle Tipps wie den, dass man direkt mehrere Putzlappen kaufen sollte, um das Geschirr mit einem anderen Lappen putzen zu können als das Klo. Oder sie heißen: *Sauber! Putz mit Pep* oder – gerade erschienen: *Putz dich fit. Glücksmomente mit Schrubber & Co,* und sie alle versuchen, den Spaß an der Hausarbeit zu wecken.

Das Ziel ist leider nicht, den Mann zu einem wirklich fähigen Ehemann zu machen (Wie wäre es einmal mit einer Fernsehserie: »Die Bräutigamschule«?), sondern seine Wohnung und seine Kochkünste so weit zu polieren, dass er geschickt damit blenden kann. Um ein Weibchen in seine Höhle zu locken, die, sobald umgarnt, das Zepter übernehmen kann. Die übliche Abfolge heißt also: Mutti – eine kurze Balzzeit, als Beweis der Selbstständigkeit –, wieder Mutti. Das zeigen auch neueste Untersuchungen: Sobald das erste Kind da ist, schrumpft der Anteil des männlichen Ehepartners an der Hausarbeit auf wenig bis null.

Selbst Männer, die bereits jahrelang einen eigenen Haushalt geführt haben, scheinen ein wohltuend ökonomisches Gedächtnis zu haben. Sobald eine Fertigkeit nicht mehr gebraucht wird, wird sie sofort (und ohne Sicherungskopie) von der Festplatte gelöscht. Und damit sind wir schon wieder mitten im Leben.

Alter Käse!

»Ich habe nichts angefasst«, pflegt der beste Ehemann von allen zu sagen, wenn ich nach wenigen Tagen von einer Geschäftsreise zurückkomme. Auch das kann ein Fehler sein!

Mein erster Griff in der Küche gilt der Spülmaschine, in der tatsächlich (»ich habe nichts angefasst«) oft noch das Geschirr der letzten Woche gammelt. Oben herum scheint alles blank, seine Tasse hat er immer brav von Hand gespült. Aber – igitt, das Odeur der Spülmaschine! Der zweite Griff geht in den Kühlschrank. Vergessene Schüsseln, oder vielmehr von mir mit Fleiß hineingestellte Schüsseln (»Das kannst du dir warm machen, das ist noch eine ganze Mahlzeit«) ausleeren und in die Spülmaschine packen. Mülleimer zügig mit den verdorbenen Resten füllen (so noch etwas reingeht), den alten Käse dazupacken, Tüte zuknoten und schnell rausbringen. Spülmaschine anwerfen. Alles in allem eine Sache von zehn Minuten und nicht der Rede wert, sollte man meinen. Nur zehn Minuten – aber ein völlig unnötiges Ärgernis. Von der Verschwendung der Ressourcen ganz zu schweigen.

Anschließend gilt es, die Küche gründlich zu lüften und nach den Topfpflanzen zu sehen. Weitere neuralgische Punkte sind der Anrufbeantworter (»das ist eh alles für dich«, leider schon dreimal meine besorgte Mutter oder vielmehr seine Schwiegermutter, die um dringenden Rückruf bat!) und der Briefkasten.

Wissen Sie, was man zu unternehmen hat, wenn sich darin ein leuchtend orangefarbener »Benachrichtigungsschein« findet? – Ja richtig, ein Paket wartet in der Postfiliale auf die Abholung. Nur sieben Werktage lang, also ist es entscheidend, rasch zu reagieren.

Wichtig im Haushalt ist, alles am Laufen zu halten. Sobald irgendwo ein Stau eintritt und sich Wäsche oder Geschirr oder Altpapier häufen, wird es mühsam, denselben wieder aufzulösen. Einer der wichtigsten Bausteine der täglichen Arbeiten ist deshalb die Spülmaschine. Grundregel Nummer eins: Ist sie voll schmutzigen Geschirrs, gilt es sie anzustellen. Ist es bereits sauber: Ausräumen!

So nicht: Abtrocknen ist nicht romantisch!
Auch bei der Buchung eines Ferienhauses ist gerade bei Familien auf die Ausstattung zu achten. Ohne Spülmaschine geht da gar nichts! Nicht nur, dass das Kochen im Ferienhaus in einer schlichten, engen Küche oft mühsamer ist. Wenn dann auch noch Berge von Geschirr zu bewältigen sind, ist die Ferienlaune schnell dahin. Das soll Urlaub sein?

Die Spülmaschine, das unbekannte Wesen

»Halt, das ist noch frisch«, höre ich meine Freundin Edith nach hinten rufen, während wir telefonieren. Ich sehe die Szene vor meinem geistigen Auge: Jens wollte gerade seinen

Teller statt neben die Spüle (da meckert sie immer rum), wie gewünscht selbst in die Spülmaschine stellen. Nun ist es auch wieder nicht recht!

Mit der Spülmaschine scheinen manche Männer auf Kriegsfuß zu stehen. Frauen hingegen lieben diese ungemein praktische Einrichtung! Nein, man muss nicht vorspülen. Doch, auch Töpfe werden darin sauber (nicht allerdings, wenn sie eine Woche auf den Spülgang warten müssen).

Wichtig für das optimale Ergebnis ist jedoch, dass die Spülmaschine schlau eingeräumt wird. Der reinigende Strahl muss jede Fläche erreichen können. Das Geschirr soll sicher verankert ruhen können und keine Chance haben, umzufallen oder gegeneinander zu schlagen. Wie das geht, lässt sich am besten durch Versuch und Irrtum herausfinden. Und dazu empfiehlt es sich, die Geschirrmaschine häufig selbst ein- und auszuräumen.

Beim Ausräumen zeigen sich dann die Fehler: Sind die Schälchen wie Käfer auf den Rücken gefallen, sammelt sich Wasser darin, anstatt abzulaufen. Kippen die langstieligen Gläser um, können sie leicht zerbrechen.

Hier die wichtigsten Tipps für Einsteiger:

- Schmale Gläser und Gläser mit Stiel sollen sicher angelehnt werden: An den Rand des oberen Korbes packen (feine Kristallgläser und Burgunderkelche dürfen sowieso nicht mitfahren!).
- Schalen mit der Öffnung nach unten und maximal hälftig übereinander legen. Schüsseln ebenso.
- Stark verschmutzte Schüsseln und Töpfe flach und – natürlich ebenfalls mit der Öffnung nach unten – in den unteren Korb stellen, da geht richtig die Post ab.
- Grobe Essensreste (Käseschalen, Knochen, Olivenkerne etc.) unbedingt vorher abstreifen, zum Beispiel mit einer

gebrauchten Serviette. Sie verstopfen sonst die Siebe und verursachen teure Reparaturen.

- Besteck in das Besteckfach ordnen, beziehungsweise mit den *Griffen nach unten* in loser Mischung in den Besteckkorb stellen (Löffelchen spielen sonst gerne Löffelchen und werden nicht sauber).
- Scharfe Küchenmesser und alles mit Holz- oder Horngriff darf nicht in die Spülmaschine! Eisenpfannen auch nicht.
- Spülmittel eher sparsam dosieren, nach Bedarf Klarspüler (Sichtfenster »Bullauge« in der Tür muss dunkel sein) und Salz (wenn die Salzanzeige leuchtet) nachfüllen. Eventuell Gebrauchsanweisung lesen oder vorab Ehefrau konsultieren.
- Beim Ausräumen zuerst den unteren Korb leeren. Sollten sich Wasserreste in oberen Teilen gefangen haben, können die sich danach unbeschwert austropfen.

  Selbst eingeräumt und mit tollem Ergebnis ausgeräumt? Eine Ehemann-Anstecknadel in Bronze für den Herrn bitte!

So geht's: Maßarbeit

Das eigenhändige Ausräumen der Spülmaschine hat einen weiteren Vorteil: Sie finden nebenbei heraus, was sich wo in den Küchenschränken findet. Meist folgt das einem ausgeklügelten System – nur wenn alles an seinen angestammten Platz zurückgestellt wurde, passt es auch perfekt in die Regale. Das ist ganz ähnlich wie beim Baukasten, nur wenn richtig eingeräumt wurde, lässt sich der Deckel schließen. Und das lernen schließlich schon die 3-jährigen Jungs.

Mit dem richtigen Gebrauch der Spülmaschine und dem eigenhändigen Abspülen der wenigen empfindlichen Teile (langstielige Gläser, Goldrandtassen von Oma, Messer und Küchengerät, eventuell Pfannen und Kasserollen), ist die Küche schon so gut wie gebändigt. Nun nur noch die Oberflächen abwischen und den Müll raustragen ... Halt, denken Sie bitte auch an den kleinen Mülleimer im Badezimmer und die Papierkörbe? Wo Sie schon einmal dabei sind?

Der Teufel steckt oft wirklich im Detail.

So nicht: Der ist doch noch gar nicht voll!
Der Schauermann im Hafen hatte die Aufgabe, in den Laderäumen der Schiffe möglichst nahtlos und dicht zu packen. Also komprimierte er die Ladung solange es ging, stopfte einfach alles noch ein wenig fester zusammen. Für Mülleimer ist das kein gutes Prinzip: Denn dabei reißen selbst die stabilsten Mülltüten, und auch komprimierter Müll beginnt irgendwann zur riechen. Also besser öfter leeren!

In manchen Bundesländern werden die Bürger mit peniblen Mülltrennungssystemen schikaniert. Bei Fehlwürfen in die falsche Tonne (oder den durchsichtigen gelben Sack) werden Sanktionen verhängt und der beanstandete Sack bleibt zurück. Die Behälter für so genannten Restmüll schrumpfen auf einen kümmerlich kleinen Einsatz zusammen, der ganze übrige Mülleimer ist eine einzige Attrappe. Dafür wachsen die muffigen Biotonnen ins Unermessliche.

Papier und Flaschen vom üblichen Müll zu trennen ist

indes allerorten üblich und auch ökologisch sinnvoll. Genau wie Sonderabfälle (Lacke, Lösungsmittel, Batterien) natürlich vorschriftsmäßig zum Recyclinghof gebracht werden sollten.

Wie es mit der Mülltrennung in Ihrer Gegend steht, und wie Sie es persönlich damit halten, ist ganz Ihre Sache. Wenn Sie trennen, denken Sie aber auch einmal an den Abtransport der Sammlung. Es wird Ihnen nichts anderes übrig bleiben, als ab und an zum Container zu fahren. Echte Pluspunkte wird es Ihnen einbringen, wenn Sie das aus freien Stücken tun. Ohne dass Ihre Frau die entsprechenden Behälter fein säuberlich gerichtet vor die Garage stellen und dreimal Bitte sagen muss.

Man kann natürlich alles übertreiben: Ein ökologisch angehauchter Psychologiestudent flog einmal aus einer Wohnung, als der Vermieter überraschend zu Besuch kam und entdecken musste, dass der Flur zur Mülldeponie verkommen war. Mit zwanzig verschiedenen Kartons für Korken, Alu, Weißblech, Holz, Papier etc. etc. Der Vermieter ließ sich nicht davon überzeugen, dass das alles wertvoller Rohstoff sei: Wertmüll, kein Müll!

Aufräumen!

Relativ schwierig wird es auch gewesen sein, oben genannten Wohnungsflur sauber zu halten. Denn das A und O des Putzens ist die freie Fläche. Deshalb sind Putzfrauen auch eine hilfreiche Institution. Weniger weil sie putzen, sondern vielmehr, weil sie einen zwingen, penible Ordnung zu halten und mindestens einmal pro Woche gründlich aufzuräumen (wo keine freie Fläche ist, putzt sie nicht).

Immer erst aufzuräumen kostet die Putzfrau viel zu viel Zeit. Und wohin mit den Sachen? Wie kann sie wissen, was in welche Schublade gehört?

Am besten ist es für jede Familie, ob mit oder ohne Putzhilfe, wenn sich jeder um seine Sachen kümmert. Das beginnt selbstverständlich schon bei zweien: Auch Sie räumen Ihre Sachen selbst auf.

Das gilt insbesondere für Ihre Kleidung. Gebrauchte Wäsche legen Sie eigenhändig und regelmäßig in den Wäschekorb (Taschen vorher leeren, Reißverschlüsse bitte zuziehen!). Oder wollten Sie Ihrer Frau zumuten, dass sie via Duftprobe herausfinden muss, welches T-Shirt schon getragen wurde und welches nur eben einmal überprobiert und dann wieder verworfen wurde?

So geht's: Die Sporttasche ausräumen
Feuchte Sportsachen und Handtücher sollten Sie sofort aus der Sporttasche räumen und am besten direkt – mit ähnlichen Stücken ähnlicher Farbe – in die Waschmaschine stecken. Wenn keine Zeit zum Waschen bleibt, bitte provisorisch aufhängen und bald dran denken. Zusammengeknüllt fängt das beste Sportzeug an zu modern und fies zu muffeln.

Auch Ihre Handtücher im Bad geben Sie bitte regelmäßig selbst in die Wäsche und nehmen sich neue. Anzüge und Hemden, die zur Reinigung müssen, bringen Sie selbst weg oder bitten Ihre Frau, das für Sie zu erledigen. Falls sie mehr Zeit zur Verfügung haben sollte.

Ihre Schuhe putzen Sie in jedem Fall selbst. Die Ihrer Frau stehen daneben und haben es auch nötig? Dann putzen Sie die eben einmal mit. Das sind für einen Gentleman doch Selbstverständlichkeiten!

Checkliste: Basics – die täglichen Handgriffe

- Frühstück richten.
- Aufräumen!
- Geschirr abwaschen oder in die Spülmaschine stellen.
- Volle Spülmaschine anstellen, eventuell ausräumen.
- Kühlschrank überprüfen, eventuell Frischwaren kaufen.
- Mülleimer leeren, neue Tüte einlegen.
- Briefkasten leeren, Anrufbeantworter checken.
- Nach Bedarf: Blumen gießen.
- Altpapier und Altglas wegbringen.

Wer macht was? Die Ressortlösung

Selbstverständlich müssen Sie nicht alles zur selben Zeit machen: Es reicht, wenn Sie sich das tägliche Allerlei pragmatisch aufteilen. Unter der Woche folgt der Ablauf am besten Ihrem Zeitplan: Wer früher aus dem Haus muss, macht das Frühstück. Wer morgens länger Zeit hat, räumt anschließend auf und überprüft Kühlschrank und Vorräte.

Für die aufwendigeren Arbeiten hat sich die Ressortlösung bestens bewährt. Am besten teilen Sie nach Neigung und Vorkenntnissen. Beispielsweise übernimmt Ihre Frau die Wäsche (sortieren, waschen, trocknen, wieder sortieren, zusammenfalten und in den Schrank packen), Sie übernehmen das Bügeln. Eine solche Lösung hat große Vorteile: Türmt sich die Wäsche im Waschkeller, ist Ihre Frau am Zug. Hat sie jedoch reichlich gewaschen, wird sich wohl die Bügelwäsche stapeln. Ihre Sache.

Haben beide wenig Zeit, helfen Wäschereien und Reinigung. Bettwäsche und Hemden kann man sehr gut weggeben. Letztere werden im Dutzend sogar billiger.

> **So geht's: Blumen pflegen!**
> Auch für die Topfpflanzen bietet sich die Ressortlösung an. Wer zuständig ist, kümmert sich darum, dass die Pflanzen stets leicht feucht sind. Sie sollten nicht überschwemmt werden und im Wasser stehen, da sonst die Wurzeln faulen. Aber auch nicht völlig trocken fallen – das vertragen nur Kakteen. Trockene Blätter und Blüten regelmäßig abzupfen oder abschneiden, ab und zu düngen. Und im Frühjahr einmal umtopfen, bitte.

Sie sind von beiden der bessere Koch und tun das wirklich gerne? Fein. Vielleicht hat Ihre Frau tagsüber mehr Zeit um einzukaufen und Sie stellen sich abends an den Herd ... Oder bleibt bei Ihnen unter der Woche die Küche kalt, weil beide mittags Gelegenheit zum Essengehen haben?

In jedem Fall sollte am Abend etwas Frisches im Haus sein. In einem siebenstöckigen Bürohochhaus in München sind die beiden oberen Stockwerke von zwei Redaktionen belegt, in denen hauptsächlich Frauen arbeiten. Darunter residiert eine bekannte Unternehmensberatung. Mittags zwischen zwei und halb drei kommen alle von den Restaurants der Gegend zurück. Die Herren elegant und maximal mit einem kleinen Kuchentablett oder einem Becher mundfertig geschnittenen Obstes in der Hand. Die Damen jedoch mit den schweren Plastiktüten aus dem Supermarkt. Sie sehen nicht unbedingt gefräßiger aus. Die Wahrscheinlichkeit, dass diese Frauen nicht nur für sich, sondern wohl auch für einen Herrn in einem anderen Büro der Stadt eingekauft haben, ist groß.

Warum eigentlich können Sie sich diesen Stress in der Mittagspause nicht auch einmal antun? Oder eben nach Feierabend noch in einen der Supermärkte gehen, die inzwischen glücklicherweise oft bis 20 Uhr oder sogar länger geöffnet haben?

Wie Sie die Arbeit auch aufteilen wollen, ist ganz Ihre Sache. Wichtig unter dem Strich ist nur, dass beide gleich viel Arbeit erledigen. Insgesamt.

Sie haben keinerlei Vorkenntnisse und grundsätzlich für Haushaltsdinge zwei linke Hände? Oder einfach überhaupt keine Neigung, sich mit derlei alltäglichem Kram zu beschäftigen?

Dann können Sie Ihre Frau natürlich auch bestechen: Verdienen Sie beispielsweise genug für zwei, lässt sich eine gute Zwischenlösung finden. Kerstin und Manfred waren es leid, einen ganzen Tag des knappen Wochenendes mit Einkaufen und Hausarbeiten zu verbringen. Kerstin hat sich daraufhin eine Vier-Tage-Woche organisiert, was in ihrer Firma glücklicherweise kein Problem war. Freitags wäscht sie jetzt im Akkord und erledigt den Wochenendeinkauf, und das Wochenende bleibt frei für alles, was sonst noch so Spaß macht. Große Zufriedenheit bei beiden.

Manfred ist übrigens weniger Macho als engagierter Manager und einfach viel zu lange unterwegs. Er arbeitet üblicherweise abends bis acht und fliegt häufig beruflich um die Welt. Da kann er seine Liebste nur küssen, dass sie den Part des Haushalts weitgehend übernimmt. Ach, und eine Putzhilfe wurde darüber hinaus engagiert. Delegieren ist natürlich auch immer eine Lösung. Zumindest für die Oberflächen.

Neben 70/30-Modellen für Gelderwerb und Hausarbeit entstehen immer noch klassische 100/100 Varianten: Der Ehemann ist unterwegs und schafft Geld heran, sie kümmert sich um Haus und Kinder. Zu 100 Prozent. Wenn er ausnahmsweise einmal zu Hause ist, darf er die Füße hochlegen und sich ausruhen. Auch damit ist eine klare Lösung geschaffen, die Streit vorbeugt. Wenn er denn weiß, was sie leistet: Eine große Hilfe ist dabei die Kenntnis des wichtigen Prinzips der sichtbaren und der unsichtbaren Arbeit.

So nicht: Mein Leben als Hausmann!
In außerordentlich seltenen Fällen fühlt sich ein Geschlechtsgenosse zur Familienarbeit berufen und übernimmt die Betreuung der lieben Kleinen als Ganztagsjob. Das erscheint ihm dann so heldenhaft, dass er sofort ein Buch darüber schreiben oder sich zu einem Hausmann-Wettstreit anmelden muss (die Gewinnchancen stehen mangels Konkurrenz sehr gut). Denn nur im Schatten zu wirken und einfach die Arbeit zu tun, ist ihm natürlich zu wenig.

Das Prinzip der sichtbaren und der unsichtbaren Arbeit

Das Perfide an den meisten aller Hausarbeiten ist die Tatsache, dass ihr Ergebnis unsichtbar ist. Das gilt für die meisten Putzarbeiten, und vertrackterweise besonders für die mühsamen, zeitaufwendigen oder sogar ekligen.

Was nicht da ist, kann nicht gesehen werden.

Wenn also kein Schmutz da ist, fällt nicht auf, dass es sauber ist.

Nur wenn sich muntere Staubmäuse in den Ecken balgen, wenn der Rand des üblicherweise hellbeigen Teppichbodens ins Hellgrau changiert, wenn die Kinder auf dem frisch geputzten Flur wieder Klumpen von Dreck verloren haben, der vom nächsten zu einer lehmigen oder sandigen Masse zertreten wurde, wenn auf dem Sofatisch noch die Krümel der letzten Schokokekse liegen und die Teetasse von Mittag steht, dann fällt der Schmutz auf. Der Fleck zieht sozusagen den Blick an.

Ein ganz normales optisches Prinzip: Der Stürmer muss bewusst dagegen angehen, damit er die freien Flächen im Tor anpeilen kann, statt des Torhüters, der als sich bewegendes Ziel ja viel augenfälliger ist.

Sauber wirkt deshalb eine Wohnung, deren Böden, Tische und Ablagen leer und blank sind. Nach Möglichkeit sollten sie auch noch glänzen, um den Glanz in die Augen des zurückkehrenden Ehemanns zu zaubern: »Meister Proper putzt so sauber, dass man sich drin spiegeln kann!«

So nicht: Der Pedant

Neben den Männern, die unerschütterlich über jede Form von Schmutz hinwegsehen, gibt es das genaue Gegenteil: die Herren mit der Schmutzphobie. Sie können einen hysterischen Anfall bekommen, weil sie beim tiefen Hinunterbeugen einen Rand in der Badewanne ausgemacht haben. Wo sie doch gerade ihr wohlverdientes Feierabendbad nehmen wollten!

Dieses Prinzip haben Putzfrauen verinnerlicht: Sie putzen die freien Flächen auf Hochglanz. Möglichst schnell und effektiv, damit sie rasch fertig sind. Hüh, und schon sind sie wieder aus der Tür hinaus. »Ich bin fertig!«, und alles sieht ganz sauber aus.

Dummerweise ist es – von wenigen Ausnahmen abgesehen – nicht wirklich sauber. Es ist Blendwerk. Zieht man einmal einen Nachttisch von der Wand ab, kann man sein staubiges Wunder erleben: Düsternis macht sich breit. Auch Bücherregale oder Schrankoberseiten kommen so gut wie nie (nie soll man bekanntlich nie sagen!) in Berührung mit den Wischlappen professioneller Reinigungskräfte.

»Ja, wenn ich das auch noch machen soll«, so meckert jede darauf angesprochene Hilfskraft, »dann komme ich mit den zwei Stunden aber keinesfalls zurecht. Dann müssen Sie mir schon vier Stunden zahlen!« Dass man bereits den Obolus für zweieinhalb bis drei Stunden entrichtet, die nur selbsttätig auf zwei heruntergeschraubt wurden, wird dabei geflissentlich vergessen. Die meisten meiner Freundinnen wagen schon gar nicht mehr, ihre Hilfen auf Versäumnisse hinzuweisen, aus Furcht, wieder eine patzige Antwort zu bekommen. Oder sich in der Konsequenz nach einer neuen Putzfrau umsehen zu müssen. Auch dies bedeutet immer wieder Mehraufwand: Zettel aushängen, mehrfach mit Kandidatinnen Kaffee trinken und die Arbeit zeigen, mehrfach zu Hause bleiben und die Betreuung übernehmen, bis man vertrauensvoll wieder den Schlüssel aushändigen kann.

Langer Rede kurzer Sinn: Es kann sein, dass Sie nach Hause kommen und das Gefühl haben, es sei den ganzen Tag über nichts geschehen. Haben Sie nun die 100/100-Variante gewählt und Ihre Frau ist als Hausfrau zu Hause, könnte bei Ihnen die Idee entstanden sein, dass dann bitte schön alles auch blank gewienert sein möge.

Gerade wenn Sie nun Kinder haben (und nur dann teilen wir üblicherweise 100/100 auf), mag die Wohnung wirklich aussehen, als sei den ganzen Tag nichts geschehen. Doch auch die Arbeit mit den Kindern gehört zur unsichtbaren Arbeit.

Wenn der Zweijährige einen ganz schlechten Tag hatte, einen Tag, an dem er beschlossen hat, über Mittag partout aufbleiben zu wollen (nach dem Motto: »Mittagsschlaf ist was für Babys – und ich bin kein Baby mehr!«), gebockt und gezickt hat und infolge des Schlafmangels den ganzen Nachmittag unausstehlich war, dann ist es bereits ein Erfolg, wenn die Wohnung nicht in völligem Chaos versunken ist.

Mindestens dreimal wurde in der Zwischenzeit ein größerer oder kleinerer Imbiss zubereitet und gegessen und die Reste wieder weggeräumt. Einmal musste er von oben bis unten neu eingekleidet werden, weil die Kapazität der Windel nicht ausreichte. Er sieht also dafür recht proper aus. Und doch: Kranke Kinder, bockige Kinder, aber auch fröhliche Kinder, die mit vielen Freunden gespielt haben, vereiteln jedes Bemühen um Sauberkeit und Ordnung. Und was ist wichtiger? Natürlich ist es wichtiger, dass sich die Kinder wohlfühlen.

Wer also Kinder hat, verabschiedet sich am besten sofort von den Vorstellungen der 50er-Jahre, in denen die Prioritäten üblicherweise anders und nicht zum Nutzen der Kinder gesetzt wurden. Hauptsächlich ging es damals darum, dass alles gut aussieht: Die Fassade musste stimmen. Alle ordentlich angezogen, gekämmt und sauber. Aber wie mit den Kümmernissen der Kleinen umgegangen wurde, steht auf einem anderen Blatt. Da bekam ein heulender Fünfjähriger, der unglücklich und mit aufgeschlagenem Knie von draußen hereinkam, noch einmal ein paar hinter die Löffel, weil er auch noch Dreck mitgebracht hatte. Grausame Zeiten!

Ganz ungerecht!

Der Gedanke: Was hast du eigentlich den ganzen Tag über gemacht?, ist keinem fern, der tagsüber einen harten Job in der Firma oder im Büro bewältigt hat. Auch Frauen nicht. Auch der Autorin nicht.

Eines Abends sagte der beste aller Ehemänner, als ich erschöpft aus der Redaktion nach Hause kam, zu mir: »Siehst du nichts?« Ich schaute mich um: Ich sah mit Erstaunen, dass das Frühstückgeschirr noch nicht abgespült war. Ich sah, dass die Blumen dringend Wasser brauchten (eine unserer Topfpflanzen, unser »Bioindikator«, lässt dann immer die Blätter hängen). Ich sah, dass die Fenster mal wieder geputzt werden sollten. Aber was ich sehen sollte, sah ich nicht: Mein Mann hatte alle Messingleisten, die die Schwellen zu den Zimmern darstellten und den Teppichboden abschlossen, auf Hochglanz poliert! Sie strahlten geradezu – und davor seien sie richtig grau gewesen. Echt? Das war mir nie aufgefallen!

Weitere undankbare und ausgesprochen unsichtbare Arbeiten:

- Schränke ausräumen, innen auswischen und wieder einräumen.
- Küchenschränke von oben putzen (Tipp: Lappen mit Öl tränken, Schränke damit abreiben, das löst den Fettfilm, dann mit Spülmittelwasser nachwischen).
- Dunstabzugshaube auseinanderbauen, putzen und Filter wechseln.
- Kühlschrank ausräumen und auswischen, Tuben und Gläser mit abgelaufenem Haltbarkeitsdatum aussortieren.
- Lebensmittel im Vorrat auf Haltbarkeit überprüfen und gegebenenfalls entsorgen.

- Bücherregale ausräumen und abstauben.
- Kleiderschränke ausräumen und Altkleider zusammenpacken.
- Sommer- und Wintersachen tauschen.
- Die Kanten der Duschwanne mehrfach einsprühen und Ablagerungen entfernen.
- Toiletten gründlich putzen.
- Fensterrahmen putzen.
- Jalousien putzen.
- Flusensieb in der Waschmaschine reinigen.
- Viele Gartenarbeiten, wie Unkraut jäten.
- Mit Lehrern reden.
- Mit den Kindern zum Arzt gehen.
- Termine koordinieren und Babybetreuung planen.
- Und so weiter, und so weiter.

So geht's: Einfach mal nachfragen
Und wie war dein Tag? Oft hat sich die gute Ehefrau den ganzen Tag mit Dingen geplagt, die im ersten Moment kein Ergebnis zeigen. Und doch langfristig wichtig und entscheidend sein können. Selbst wenn der Tag völlig unspektakulär und mit lauter Routineaufgaben vergangen ist, kann es sehr gut tun, darüber reden zu können.

Routine und Abwechslung

Der meiste Frust im Haushalt entsteht durch die Wiederkehr des immer Gleichen. Jeden Tag die Betten machen, die spätestens am nächsten Morgen wieder zerwühlt sind. Jeden Tag aufräumen und Essen zubereiten und jeden Tag von neuem das Bad polieren.

Dabei kann Putzen unerwartet Spaß machen! Fensterputzen finde ich herrlich, das geht schnell und liefert ein tolles Erfolgserlebnis. Anschließend macht der Blick in den Garten wieder doppelt so viel Freude. Auch eben einmal das Bad durchputzen finde ich wunderbar, es ist doch klasse, wie das dann strahlt! Am Allerschönsten bei Sonnenschein ist es jedoch, während eines Telefonats mal eben ein Beet zu jäten. Der kleine Luxus nebenbei. Für mich. Denn mein Job ist das alles nicht. Ich habe in erster Linie am Computer zu sitzen, Themen zu planen und Texte zu schreiben. Dafür werde ich bezahlt. Nicht fürs Putzen oder im Garten graben.

Es ist immer eine Frage, was man denn machen muss. – Wie entspannend kann es sein, einen duftenden Risotto zu kochen oder einen Kuchen zu backen: wenn das mein Hobby ist und nicht tägliche Pflicht. So laufen der beste Ehemann und ich im Urlaub zu kulinarischer Hochform auf. Endlich einmal Zeit haben, über den Bauernmarkt zu gehen und die frischesten und ungewöhnlichsten Gemüse zu erstehen. So lange zu suchen, bis jedes dazu passende Gewürz oder Kraut gefunden ist. Zusätzlich eine kleine Vorspeise zu planen, ein *Amuse-gueule* für zwischendurch und ein phantastisches Dessert als süßer Abschluss. Um diesem Hobby frönen zu können, braucht es natürlich ein Ferienhaus mit geräumiger und gut ausgestatteter Küche.

Während viele Hausfrauen von all dem im Urlaub nichts wissen wollen und am liebsten all-inclusive buchen, damit jedes Familienmitglied unbeschwert und selbständig seine Lieblingsspeisen aussuchen kann. Und wenn es nicht schmeckt, ist nicht die Hausfrau schuld, sondern die Küche. Oder vielleicht das Kind, das sich das Falsche ausgesucht hat? Wie auch immer, für die entspannte Mutter ist alles bestens.

> **So geht's: Urlaub buchen!**
> Wer in Ihrer Familie kümmert sich eigentlich um die Urlaubsplanung? Ist es Ihre Frau, die mit dem Reisebüro spricht, Kataloge wälzt oder im Internet surft, um sich schlauzumachen? Ihr Part beschränkt sich auf das Abnicken der Favoriten? Wechseln Sie doch mal die Rollen. Eine schöne Arbeitserleichterung für Ihre Frau!

Wenn es für Sie also eine ungewohnte Arbeit ist, zu putzen oder einzukaufen oder zu kochen, sollten Sie es einfach einmal ausprobieren. Viele Berufstätige entdecken dabei, wie wunderbar entspannend und befriedigend handwerkliche Tätigkeiten sein können. Ein angenehmer Kontrast zur oft abstrakten Arbeit im Beruf. Hier wird etwas hergestellt, hier kommen die Erfolgserlebnisse!

Streitpunkte

Wenn es in Ihrer Beziehung immer wieder Stress um die Aufteilung der Hausarbeit gibt, sollten Sie sich zusammensetzen und einmal grundsätzlich darüber reden (Okay, ich weiß, dass Sie das hassen werden. Aber sehen Sie es als konstruktives Gespräch, das auch in der Firma ab und zu sein muss, um die Richtung zu justieren).

Die Auseinandersetzungen drehen sich meist um zwei Punkte: Erstens: *die Schmutztoleranz*. Das ist gerade bei der Beurteilung, wann etwas gemacht werden sollte (und wie oft), eine Streitfrage. Oft kulminiert diese Diskussion an der Hygiene im Badezimmer. Alle, die jemals in einer Wohngemeinschaft gelebt haben, werden davon ein Lied singen können. Da fallen so unappetitliche Sätze wie: »Wenn es dir nicht sauber genug ist, musst du es eben selber machen!« Oder: »Sei doch nicht so empfindlich. Wir essen ja schließlich nicht aus der Kloschüssel!«

Einigen Sie sich am besten auf einen regelmäßigen Turnus. Zum Beispiel: Das gesamte Bad inklusive der Kacheln und des Bodens wird einmal die Woche geputzt, das Waschbecken und die Toilette jeden zweiten Tag. Die gesamte Wohnung ist einmal die Woche komplett an der Reihe, mit feucht Staubwischen und Staubsaugen.

Sollten Sie ein Badezimmer-Putzmuffel sein, können Sie anbieten, statt des Badezimmers eine andere unangenehme Arbeit regelmäßig zu übernehmen. Zum Beispiel: Einmal jeden Monat beide Autos putzen (lassen) und aussaugen. Sollten Sie das als guter Ehemann nicht sowieso schon regelmäßig tun. Oder: Keller entrümpeln, alle drei Monate, und Kinderzimmer aufräumen, einmal die Woche komplett. Oder: Alle Betten frisch beziehen, 14-tägig (das können Männer wegen der größeren Reichweite und kräftigeren Armen sowieso meist besser!). Oder: Fensterputzen, jeden Monat. Oder, oder … Es gibt viel zu tun!

So geht's: Versprochen!
Wenn Sie eine Arbeit übernommen haben, sollten Sie diese dann auch wirklich durchführen. Auch ein mündlich ausgehandelter Vertrag ist ein Vertrag, gegebenenfalls mit rechtlichen Konsequenzen. Als guter Ehemann halten Sie sich aber sicherlich sowieso an Ihre Versprechen.

Wenn Sie sich gar nicht einigen können, organisieren Sie eine Putzhilfe. Die oben gescholtene Hilfskraft hat schon viele Beziehungen gerettet. Denn im Grunde möchte man sich wegen

Kleinigkeiten wie Wollmäusen nicht permanent in den Haaren liegen. Einmal die Woche kommt die Haushaltshilfe und wischt alle Böden, putzt Bad und Küche (besonders schön, wenn Sie vorher beide ordentlich aufgeräumt haben!). Sollten Sie eine Hilfe finden, die donnerstags oder freitags Zeit hat, ist das für Berufstätige besonders praktisch: Sie können unbesorgt am Wochenende Gäste einladen. Alles glänzt und die Flusen sind verschwunden!

Streitpunkt Nummer zwei: *Du lässt alles liegen!* Das kann von den berühmten Socken über Zeitschriften in großen Stapeln bis zu gebrauchten Watte-Pads im Badezimmer reichen und betrifft oft beide gleichermaßen. Sie stört sich vielleicht an abgeschnittenen Bartstoppeln im Waschbecken, er an Tempotaschentüchern der Kinder, die nicht vorschriftsmäßig entsorgt werden. Da helfen nur gute Vorsätze: Jeder sorgt für seine persönlichen Sachen selbst. Und räumt alles fein ordentlich und so oft als möglich auf. Auch in dieser Hinsicht wirkt eine – familienfremde – Hilfskraft oft wahre Wunder.

Checkliste: Die Ressortlösung

- Alltägliche Arbeiten erledigen Sie am besten entsprechend dem täglichen Zeitplan (beispielsweise: Wer früher los muss, macht Frühstück).
- Aufwendigere Arbeiten teilen Sie in Ressorts: Sie waschen, Ihre Frau bügelt (oder umgekehrt).
- Ebenso die Putzarbeiten: Teilen Sie nach Räumen (Wohn- und Schlafzimmer, Küche und Bad) oder einzelnen Aktionen auf (Staubwischen und Saugen der eine, feucht wischen der andere).

- Bei klar besprochenen Ressorts weiß jeder, wofür er zuständig ist.
- Unangenehme Arbeiten (Wer wechselt den Dunstfilter?) können Sie auslosen oder zum Tausch anbieten.
- Putzarbeit im Zweifel delegieren und Hilfe organisieren!

Küchengeheimnisse

In einer Quizsendung sitzen zwei gestandene Männer, Buchhändler ihres Zeichens (sorry, liebe Buchhändler!), einer davon verheiratet. Und beide haben keinen blauen Dunst, was »Pecorino« denn sein könnte. Sie tippen letztlich auf Wildschweinschinken, nachdem sie mit Mühe den Schaumwein und die Weinschaumcreme ausgeschlossen hatten. Leider daneben: Es ist natürlich der Schafskäse (von *pecora*, italienisch für das Schaf).

Am Vortag verwechselte ein anderer Kandidat Mozzarella mit Mortadella und hatte trotz kleiner Hilfen keine Ahnung, welche Nusssorte darin wohl enthalten sein könne. Und ein dritter scheiterte bei der Konkurrenz an einer 500-Euro-Frage: »Welche Liste zeigt korrekt die Zutaten eines Pfannkuchens?«

Beim Metzger trafen wir am Tag vor Heiligabend einen Bekannten, der brav seine Einkaufsliste abgearbeitet hat. »Geschnetzeltes, 1,5 Kilo« stand da. Aber wovon? Rind, Schwein, Pute? – Sollte es ein Zürcher Geschnetzeltes sein, rieten wir zu Kalb. Ansonsten, sicherheitshalber, zu Schwein. Nun, das sind ja schon beinahe die Feinheiten der Küche.

Diese Herren gehören offensichtlich nicht zu den Gourmets

und Hobbyköchen. Wer nie kocht, hat oft auch mit dem Einkaufen Probleme. Wie soll er wissen, welche Gemüse für eine Ratatouille notwendig sind (Zucchini, Auberginen, Paprikaschoten, Tomaten, Zwiebeln)? Oder was man als Alternative nehmen kann, wenn es eben gerade keinen Blumenkohl gibt (Broccoli, Rosenkohl)?

Deshalb ist es natürlich angenehmer, wenn derjenige, der kochen möchte, auch die Zeit findet, selbst einzukaufen. Aber das Leben des guten Ehemanns ist Lernen: Am besten, Sie gehen öfter gemeinsam auf den Markt oder zum Schlachter. Dann werden die Standardzutaten kein Problem mehr sein, und die richtige Auswahl von Spezialitäten wird bald zum Hobby.

Bei Obst, Gemüse und Salaten achten Sie auf Frische und Qualität. Alles sollte fest und knackig sein. Dabei kommt es *nicht* auf die Größe an. Eher im Gegenteil: Kleine Zucchini oder Kohlrabi, Bananen, Äpfel oder Ananas sind meist aromatischer und saftiger als große! Und es sollte entsprechend der Saison eingekauft werden. Wann etwas Saison hat, lässt sich auf dem Markt einfach herausfinden: Gibt es überall Erdbeeren und das zum günstigen Preis, ist Saison. Liegen nur an jedem fünften Stand einzelne, kleine Schalen, passt es gerade weniger gut. Auch die Herkunft entscheidet über die Frische und die Qualität: Bevorzugen Sie Produkte aus der Region. Kommen die Erdbeeren vom Feld nebenan, können Sie frischer geerntet werden. Kurze Wege schonen die Umwelt und die Früchte schmecken besser!

So nicht: Alles oder nichts?

Wenn Sie etwas einkaufen sollten, das gerade nicht oder nicht in der gewünschten Form vorrätig ist (»Wisch und weg, extra weich« war aus!), dann ist es wichtig, ein ähnliches Produkt zu kaufen. Eine andere Rolle Küchenpapier ist immer noch hilfreicher als keine. Ein anderes Gemüse ist ebenfalls besser als keines. Und eine Milch mit 3,5 Prozent Fett statt mit 1,5 schmeckt ebenfalls besser im Kaffee, als Kaffee schwarz. Fragen Sie im Zweifel bitte eine Verkäuferin!

Wirkliche Pluspunkte als guter Ehemann können Sie sammeln, wenn Sie beim Einkaufen mitdenken. Sich beispielsweise daran erinnern, dass Sie die letzten Semmelbrösel verbraucht haben oder das Salz zur Neige ging. Und war da noch genügend Butter? Ein Paket Butter oder auch ein Brot zu viel ist übrigens nicht tragisch: Beides lässt sich im Zweifelsfall gut einfrieren. Hilfreich ist es natürlich, *vor* dem Einkaufen in den Kühlschrank und die Obstschale zu sehen: Was fehlt?

Wurst- und Fleischverkäuferinnen schätzen übrigens einkaufende Männer sehr: Sie sind bei den Mengen meist viel großzügiger als ihre Frauen. Die Schnitzel sind im Sonderangebot? Wieso dann nicht gleich ein Kilo kaufen? Salami am liebsten als Schiefer Turm von Pisa oder gleich als ganze Stange, Leberwurst gerne für den ganzen Verein. Gut ist es, wenn Sie die Verderblichkeit einzelner Lebensmittel im Kopf haben: Gerade frisches Fleisch und Wurst sind keineswegs lagerfähig.

So geht's: Der Tipp vom Fachmann
Wer nett fragt, besonders wenn er männlich ist, bekommt oft noch das gesamte Rezept dazu geliefert. Zum Fisch mit der küchenfertigen Zubereitung die entscheidenden Hinweise auf die Garzeit, zum Fleisch Tipps für die passenden Beilagen: Und brauchen Sie nicht noch ein wenig Frühstücksspeck für die Füllung? Haben Sie Gurken und Zwiebeln? Senf und Küchengarn? Besonders gut klappt das in Frankreich und Italien: Das Gespräch über die optimale Zubereitung gehört zum Smalltalk.

Zwischen Spiegelei und Filet Wellington

Unlängst waren wir bei Freunden zum üppigen Brunch eingeladen. Als Spiegeleierkoch war der Hausherr vorgestellt worden, der passende Speck ruhte zum Warmhalten bereits im Backofen. Die ersten georderten Spiegeleier wurden auch sofort in die Pfanne geschlagen – wollten dort aber partout nicht wieder herauskommen. Ein nachträglich vom besten aller Ehemänner aufgebrachter Klecks Butter löste das Malheur: Der Gute hatte schlicht vergessen, *vor* den Eiern etwas Fett in die Pfanne zu geben. Das schafft die beste Antihaftbeschichtung nicht: Eier gänzlich ohne Fett wieder loszulassen!

Enorme Überraschungen auch auf der anderen Seite der Skala: Bei einem Gourmet-Kochkurs brillierte ein Kollege beim Zurichten eines Rehrückens mit perfekten Kenntnissen am scharfen Filiermesser. Voll Bewunderung (und mit leichtem Schaudern) betrachteten wir, mit welcher Routine er die zarte Haut und den Nervenstrang am Rückgrat des Rehleins entfernte. Okay, Jäger, Fischer und Chirurgen sind auch häufiger männlich als weiblich. Waidmannsheil!

Auch der beste Ehemann von allen hat sich auf die Zubereitung von aufwendigen Fleisch- und Fischgerichten und regionalen Speisen spezialisiert. Beides wohl nicht ganz freiwillig, denn wer sonst würde in unserem Haushalt ganze Tiere wie Doraden, Langwieriges wie Lammhaxen à la Siebeck, oder Hanseatisches wie »Birnen, Bohnen und Speck« zubereiten? Natürlich keiner.

Ich kam vordem mit Pasta und Pizza, Gemüse und Salaten ganz wunderbar zurecht. Heute sorge ich für die Vorspeisen, sämtliche Salate (die ansonsten nicht auf dem Speisezettel stünden), die Beilagen (Gemüse!) und den Nachtisch. Und natürlich weiterhin für die Pasta, den Risotto, die Kartoffelgerichte etc.

Damit scheinen wir nach meinen Umfragen relativ typisch zu sein: Wenn Männer kochen, dann gerne Aufwendiges für die Galerie! Wenn Besuch kommt, wird sein beliebtes Curryhuhn aufgetischt oder das Filet Wellington. Das legt Ehre ein und veranlasst die Gäste zu bewundernden Komplimenten an den Hausherrn! Wie dein Mann doch kocht! (Okay, er kocht wirklich phantastisch. Aber eben lieber für die Galerie als das Banale für jeden Tag.) Welcher Mann schätzt es schon, Karotten zu raspeln oder gar fürs Baby zu pürieren?

So pendeln die Ehemänner häufig zwischen Dilettant und Sternekoch. Doch würden zehn bis fünfzehn Alltagsgerichte, die auch Kindern schmecken und zügig herzustellen sind, jedem Ehemann gut stehen! Damit im Zweifel nicht immer die Tiefkühlpizza, Kartoffelbrei aus der Tüte oder Fastfood herhalten muss. Und damit Kinder sehen, dass Kochen kein Hexenwerk ist, sondern ein Handwerk für jedermann. Am besten, sie werden einbezogen und dürfen mithelfen.

Die Zeit spielt dankenswerterweise mit: Selbstgekochtes kommt langsam, aber sicher wieder in Mode. Nicht nur, weil man sich am Restaurantessen auch satt essen kann und Gutes oft sündteuer ist, sondern weil man zu Hause einfach auch gemütlicher isst. Und häufig gesünder. Schließlich weiß man nur beim Selberkochen genau, welches Fett und welche Gewürze benutzt wurden und wo das Fleisch und Gemüse hergekommen ist.

So geht's: Burgers Köche oder – die Küchenparty
Das Größte ist es, Freunde einzuladen und gemeinsam zu kochen. Ist wenig Zeit für die Vorbereitung, werden die einzelnen Gänge aufgeteilt. Jede Partie übernimmt Verantwortung und Einkauf für eine Speise: Ergibt tolle drei- bis viergängige Menüs! – Auch Kochmuffel zeigen dabei enorme Begeisterungsfähigkeit und Kreativität.

Lust aufs Kochen und Appetit machen inzwischen eine Reihe von coolen Kerlen, die im Fernsehen den Kochlöffel schwingen und dicke Kochbücher schreiben: Mit Rezepten von super einfach bis super kompliziert. Viele Spitzenköche geben auch Kochkurse, die einen spannenden Tag versprechen: Zunächst wird direkt beim Fischer eingekauft, dann der frische Seefisch in der feinen Küche verarbeitet: zum Beispiel bei Markus Bischoff am Tegernsee. Aber auch in Hamburg oder Köln laden die Sterneküchen zum Mitmachen ein: Überall wird der Kochlöffel geschwungen.

Sie wollen es lieber kinderleicht? Dann kann ich Ihnen alle Kochbücher für und mit Kindern empfehlen (zum Beispiel *Kochen für Kinder* oder das *Kinder-Koch-Alphabet*, beide von Dagmar von Cramm). Darin finden Sie viel Wissenswertes über die Vor- und Zubereitung der besten Lebensmittel, über das Einkaufen und Aufbewahren. Dazu flotte Rezepte, die auch die Kleinen begeistern. Von Spaghetti rot-weiß bis hin zu Schoko-Crossies. Im Koch-Alphabet wird sogar gezeigt, wie man Würstchen heiß macht, ohne dass sie platzen (Wasser zum Kochen bringen, Hitze abschalten, dann erst die Würstchen reinlegen). Ein Kinderspiel, wenn man's weiß.

Das Rätsel der Addition: Eins und eins ergibt drei?

Vielleicht liegt in der Küche auch die Lösung eines seltsamen Phänomens: Warum verdreifacht sich die Hausarbeit, wenn zwei zusammenziehen? Theoretisch sollte sie sich nur verdoppeln – oder vom Faktor eins auf anderthalb ansteigen, wenn man die Rationalisierungseffekte berücksichtigt. Nur einmal einkaufen, nur einmal kochen und so weiter.

Die nahe liegende Theorie ist die, dass sich zwei auch lieber zu Hause aufhalten. Man macht es sich gemütlich, beginnt abends zu kochen, vielleicht auch mal Freunde oder Verwandte einzuladen. Die Wohnung ist größer, und damit hat man ja auch mehr Platz. Dann kann gerne mal deine Nichte zum Übernachten kommen, warum denn auch nicht? Und das Kind muss schließlich ein frisch bezogenes Bett haben und ordentlich essen und trinken.

Apropos ordentlich essen und trinken: Während Singles häufig nach dem Büro eine Kleinigkeit im Bistro essen oder sich zu Hause ganz unkompliziert mit einer Schale Tortillachips und Käsewürfeln vor den Krimi werfen, stellt sich bei Paaren doch eher noch einer an den Herd. Vielleicht trauen sich Ehefrauen auch einfach nicht, mal eben die Tiefkühlpizza vorzuschlagen? Oder den leckeren türkischen Imbiss (mit Take-away-Service) nebenan? Ab und zu kann auch das sehr erfrischend und gemütlich sein! Gänzlich gegen die Regel der gesunden und selbst gekochten Mahlzeiten!

So geht's: Mut zur Lücke!
Wenn beide an einem Tag einfach keine Lust oder Zeit zum Kochen haben, kann eine gut gefüllte Tiefkühltruhe Wunder wirken. Kluge Köche kochen gerne auch einmal zwei Rouladen oder fünf Frikadellen mehr und frieren Suppen portionsweise ein. Auch Flammkuchen oder Tiefkühlpizza gibt es inzwischen in leckeren Varianten.

Vielen Ehefrauen schlägt auch die traditionelle Erziehung ein Schnippchen: Während Männer es häufiger schaffen, mit Junkfood und einer unvollständig eingerichteten oder gar vermüllten Wohnung zu leben, sind Frauen auf gesundes Essen und Gemütlichkeit getrimmt. Sie wollen es einfach nett haben. Das führt zu einem gewissen Anspruch und manchmal leider auch zu einem schwer erträglichen Perfektionismus: Dann muss es genau so und nicht anders sein! Abends wird gekocht und der Tisch gedeckt, da kann kommen was will!

Sollte Ihre Frau unter diesem Phänomen leiden, können Sie sie dabei unterstützen, von falschen Idealen abzulassen: Indem Sie ihr zeigen, dass es auch reicht, wenn 80 Prozent in Ordnung sind. In der Regel wird gekocht und der Tisch gedeckt, Ausnahmen bestätigen die Regel. Etwas mehr Gelassenheit tut oft beiden gut.

Eine Beerensache

Wer einen Garten hat, gerät manchmal in Zugzwang: Die Beeren müssen geerntet werden, auch wenn die Zeit gerade wieder besonders knapp ist. Und die Sträucher sind ja so klein, dass nur Bonsai-Damen mit ihren winzigen Fingerchen es schaffen, die Beeren zwischen den Stacheln und Blättern herauszufusseln. So habe ich also alle Beeren abgepflückt und geputzt und gewaschen. Bis die ganzen Johannisbeeren von ihren kleinen Rispen gepult und die Stachelbeeren von Stängelchen und Blütchen befreit waren, sind die Hände schon ganz schrumpelig. Dann gilt es die passende Menge abzuwiegen und mit Gelierzucker gründlich zu verrühren und über Nacht stehen zu lassen.

Okay, Marmelade kann man mit einem Handgriff im Supermarkt kaufen. Nicht aber die sagenhafte Burgersche Dreifrucht aus schwarzen und roten Johannisbeeren und Stachelbeeren, eine Erfindung meines Vaters übrigens. (Hab ich schon erwähnt, dass ich neben den Salaten und dem Gemüse auch für Kuchen, Kekse, Quiche und Marmelade zuständig bin? – Marmelade fällt bei uns ins Ressort »Backen«. Weil sie süß ist oder wegen des Rührens?)

Am nächsten Morgen werden die Gläser aus dem Keller geholt und gründlich gewaschen und sehr heiß ausgespült und auf ein sauberes Küchenhandtuch gesetzt, während die Beeren sich langsam zu erwärmen beginnen. Fängt die Masse (unter ständigem Rühren!) endlich an zu kochen, muss alles sehr schnell gehen: Vier Minuten sprudelnd kochen, nach der Küchenuhr. Als ich – nach der Gelierprobe selbstverständlich – die kochend heiße Marmelade in die Gläser einzufüllen beginne, kommt mein Mann in die Küche und fragt: »Kann ich helfen?«

Nein, sage ich wahrheitsgemäß, da ich ja so gut wie fertig bin und alles im Griff habe. Er steht also daneben und guckt kritisch, wie ich das mache. Beim dritten Glas sagt er: »Das ist zu voll!« – Arrrh!

Hätte er sich ein wenig früher zum Helfen entschieden, hätte ich ihm gerne das Einfüllen übertragen, damit er mit der Schublehre stets die richtige Menge hätte bestimmen können.

Er hätte auch gerne die ganze Aktion übernehmen können, vom Beerenpflücken beginnend.

Apropos: Können Sie Marmelade kochen? Haben Sie einen Freund, der das kann? Wenn Sie trotzdem selbst gemachte Marmelade schätzen und Ihre Liebste dazu keine Zeit oder Neigung hat, werden Sie auf Bauernmärkten oder in Hofläden fündig. Auf dem Land wird diese unterschätze Kunst gerade wiederentdeckt.

Checkliste: Einkaufen und Kochen

- Mitdenken: Fehlte außer dem Salz vielleicht noch etwas? Eventuell nachfragen oder Vorräte vorab überprüfen.
- Keine Großmarktmengen: Bei verderblichem Gut (Fleisch und Wurstwaren, Milchprodukte) eher weniger als mehr nehmen.
- Qualitätskontrolle: Gemüse, Obst und Salat sollten fest und knackig sein und entsprechend der Saison ausgewählt werden.
- Kochen kann man lernen: Einige einfache Rezepte im Kopf oder zur Hand zu haben, macht alle froh!
- Mut zur Lücke: Es muss nicht immer Kaviar sein!
- Vorsicht Falle: Wer selbst nicht zum Kochlöffel greifen möchte, sollte sich zumindest mit Kritik zurückhalten!

Von Steuern und anderem Papierkram

Es gibt nur wenige Menschen, die gerne die Buchhaltung übernehmen. Diejenigen, denen das Spaß macht, werden meist direkt Steuerberater, Finanzbeamte oder Wirtschaftsprüfer. Alle anderen haben wenig Neigung zur Verwaltung – genau wie ihre Frauen.

Was also tun? Entweder findet sich einer von beiden, der den gesamten schriftlichen Kram übernimmt. Oder Sie teilen die Verwaltung ebenfalls pragmatisch auf. Ein erster nützlicher Schritt ist, sich einen Überblick zu verschaffen: Was ist eigentlich alles zu erledigen?

- Verwaltung der Wohnung/des Hauses beziehungsweise der Kosten: Also: Gespräche mit dem Vermieter oder Wohnungsverwalter führen, eventuell mit dem Hausmeister, Abrechnung und Überprüfung der Betriebskosten und der Nebenkosten wie Gas, Strom und Wasser
- Bei eigener Immobilie: Haus- und Grundstückversicherungen, regelmäßig anstehende Wartungen, Buchhaltung
- Kontoprüfung des gemeinsamen Kontos
- Versicherungen: Haftpflicht, Hausrat, Rechtsschutz, Krankenversicherungen
- Autohaftpflicht und Kfz-Steuer
- Steuererklärung erstellen oder zumindest die Unterlagen für den Steuerberater zusammenstellen und den Vorgang betreuen
- eventuell zusätzlich:
  Geldanlagen und Vermögensplanung
  Ausbildungsversicherungen, Anlagen für die Kinder
  Betreuung der Finanzen betagter Eltern

Sobald Sie sich als Paar eine Wohnung teilen, ist bereits ein erster Versicherungscheck notwendig. Es reicht aus, eine Haftpflicht-, eine Rechtsschutz- und eine Hausratversicherung zu haben. Die Regel: Die jeweils jüngere kann gekündigt werden. Sie können die Versicherungen nun zusammenfassen und einer von beiden kümmert sich darum. Wichtige Änderungen besprechen Sie sicherlich sowieso gemeinsam. Auch Versicherungsberatern, die gerne mal zu einem Gespräch ins Haus kommen, sitzt man am besten zu zweit gegenüber. Denn letztlich wollen sie einem einen teureren Versicherungsschutz verkaufen, der im Fachjargon »umfassend« genannt wird. Ist das wirklich sinnvoll?

Sie können die Versicherungen aber auch weiterführen, wie Sie es gewohnt sind: Jeder kümmert sich um die von ihm abgeschlossenen. Das gilt natürlich auch für die persönlichen Lebens- oder zusätzlichen Rentenversicherungen.

So geht's: Know-how bitte teilen!
Wichtige Versicherungsdokumente sollten Sie immer sorgfältig und ordentlich beschriftet aufbewahren. Dazu eignen sich die guten alten Ordner mit Register am besten. Es ist unschön und ausgesprochen ärgerlich, wenn man sich im Fall der Fälle durch eine Loseblattsammlung durchkämpfen muss! Obenauf kommt immer das neueste Dokument. Besonders hilfreich: Adresse des jeweiligen Ansprechpartners dazu und markieren!

Der regelmäßige Versicherungsscheck ist zwar lästig, bringt meist aber Geld ein. Denn oft stellt sich heraus, dass man eine zweite, inzwischen völlig unnötige Unfallversicherung abgeschlossen hat, weil der Unfall zum Beispiel über die Kreditkartenversicherung mit abgedeckt ist. Oder dass auch der ältere Zweitwagen mit einer teuren Vollkaskoversicherung fährt, die im Zweifel weniger einbringt, als sie kostet. Oder dass man prima auf den Händedruck des Chefarztes verzichten kann, dafür aber besser eine zusätzliche Pflegeversicherung abschließen sollte. Änderungen bei Versicherungen am besten zügig beschließen und in Auftrag geben. Denn meist sind noch Kündigungszeiten abzuwarten.

Bei Ehepaaren wird üblicherweise eine gemeinsame Steuererklärung fällig. Können Sie das selbst oder überlassen Sie das besser einem Fachmann? – Keine Frage bei Selbständigen oder höheren Einkommen, da braucht es zwingend ein Steuerbüro, zumal sich die Regelungen von Jahr zu Jahr ändern. Doch selbst dann macht es genügend Arbeit, um alles griffbereit vorzusortieren und zusammenzustellen.

Verwaltungsarbeit ist natürlich auch Arbeit! Wer sich darum kümmert, kann dies in die gemeinsame Haushalts-Waagschale werfen. – Und sich damit beispielsweise von Putzpflichten befreien!

Geldgeschichten

Während man sich bei den Versicherungen oder der Wohnungsmiete meist sehr schnell auf Notwendiges einigen kann, sieht das mit den Ausgaben für Hobbys oder Autos oft ganz anders aus.

Vielleicht hat Ihre Frau eine ausgesprochene Leidenschaft für schöne Schuhe, edle Handtaschen oder schnelle Sportwagen. Sie wiederum spielen gerne Golf oder gehen mit Freunden auf Segeltörn. Wenn Sie sich das alles leisten können, ist es gar kein Problem. Dann wird Ihre Frau sich selbst dann nicht aufregen, wenn Sie sich einen Satz silberne Radkappen für 30 000 Euro anfertigen lassen (wie Fußballstar David Beckham). – Wenn nicht, beginnt es oft zu knirschen. Gerade bei etwas einseitigen Hobbys wie Oldtimern oder Fliegenfischen.

Deshalb ist es wichtig, privates Geld vom gemeinsamen zu trennen. Am besten geht das mit der bewährten Drei-Konten-Lösung. Eröffnen Sie – zusätzlich zu den beiden bestehenden – ein gemeinsames Konto für alle Wohnungs- und Haushaltskosten. Also für Miete und Nebenkosten, für Telefon, Rundfunkgebühr, gemeinsame Abos und Versicherungen, für Lebensmittel und alle Haushaltsausgaben wie Drogerieartikel und die Reinigung. Bestückt wird dieses Konto von beiden prozentual nach dem Einkommen: Wer mehr verdient, zahlt entsprechend mehr ein.

Daneben führen kluge Paare ihre eigenen Konten weiter. Mit diesem privaten Geld kann jeder tun und lassen, was ihm gefällt. Geschenke für den Liebsten werden davon bestritten, Einladungen zum feinen Essen oder zum Wochenendtrip, oder auch die Ausgaben für die ganz persönlichen Vorlieben. Mag sie jeden Monat zur Kosmetikerin gehen und zweimal die Woche zur Massage, so können Sie vielleicht einmal im Jahr Ihren Hochseetörn finanzieren.

So nicht: Fiese Freiheiten!
Jahrelang hatte Silvia zugesehen, wie ihr Mann mehrmals im Jahr mit Freunden zum Hochseeangeln aufbrach. Mehrere Tage lang musste sie den Haushalt alleine schmeißen, zudem mit einem bescheidenen Etat, da er die Hunderter für Törn und teure Angeln hinauswarf. Daraufhin führte sie die Wellness-Wochenenden mit ihren Freundinnen ein: Gleiches Recht für beide! Das führte zu einer Beschränkung auf zwei Egotrips pro Person und Jahr.

Ungerecht ist es natürlich, wenn Sie jede Menge Geld zur eigenen Verfügung haben und Ihre Frau nur ein kleines Taschengeld. Dann überweisen Sie selbstverständlich einen festen Betrag monatlich auf das Konto Ihrer Frau, um die Schieflage auszugleichen. Selbstverständlich ist das auch, wenn Sie eine

100/100 Lösung haben und Ihre Frau nicht über ein eigenes Einkommen verfügen kann.

In einer Ehe übernehmen Sie auch die finanzielle Verantwortung für die Zukunft. Sicherlich werden Sie es unterlassen, windige Aktien zu kaufen oder riskante Transaktionen vorzunehmen. Denn Ihr Gehalt ist wahrscheinlich das Familieneinkommen. Und damit gehört es Ihrer Frau genauso wie Ihnen. Bei größeren Vermögen hilft ein Ehevertrag, der in guten Zeiten einfach auszuhandeln ist. Bei kleinen Einkommen die Vernunft! Und wenn Sie das Glücksspiel lieben: Lotto kann auch Spaß machen.

Checkliste: Verwaltung & Kontoführung

- Zunächst gilt es, sich einen Überblick zu verschaffen: Was ist zu regeln?
- Versicherungen: Regelmäßiger Check spart Geld.
- Ablage: Übersichtlich und ordentlich.
- Auch Verwaltungsarbeit ist Arbeit: bringt Pluspunkte im Haushalt.
- Die Drei-Konten-Lösung schafft Gerechtigkeit.
- Kostspielige Hobbys von privatem Geld finanzieren.
- Keine Risikogeschäfte!

Men's Work: In Garten, Keller und Garage

Emanzipation auf der ganzen Linie: In vielen Ehen ist heute die Frau der bessere Heimwerker. Die großen Baumärkte fördern die neue Kundschaft: Der so genannte Women's Day hat enormen Zulauf. Dabei lernen die Frauen das Bohren und

Schrauben und die Feinheiten der unterschiedlichen Untergründe kennen. Die kräftigen Maschinen, die dennoch kinderleicht zu bedienen sein sollen, erleichtern die Arbeit. Sollte Ihre Frau dazu Lust haben, sind Sie fein raus. Sie können weiterhin Ihre zwei linken Hände pflegen und zum Ausgleich ein hübsches Essen kochen.

Vertrackterweise klappt das nicht überall. Noch immer wird in der Regel vom Mann erwartet, dass er sich mit Handwerkszeug auskennt. Wenn das in Ihrer Ehe so sein sollte, dann wird es wohl auch an Ihnen sein, die alltäglichen Reparaturarbeiten im Haus zu übernehmen. Dabei gilt die Regel: Erledigen Sie die Arbeiten möglichst zeitnah!

Hat Ihre Frau Sie beispielsweise gebeten, den verstopften Ablauf am Waschbecken zu reinigen, wird sie sich nicht mehr freuen, wenn Sie es erst nach vierzehn Tagen und fünfmaliger Aufforderung endlich in Angriff nehmen. Sondern sie wird sauer sein, dass sie fünf Mal darum bitten musste!

Es ist auch keine feine Art, anstehende Renovierungsarbeiten, die längst diskutiert wurden, immer wieder hinauszuzögern. Beispielsweise soll das Kinderzimmer neu gestrichen werden, idealerweise im hellen Frühjahr. Doch zuerst ist es noch zu kalt, der Winter kam für zwei Tage zurück. Na ja, die Eisheiligen im Mai sollte man vielleicht noch abwarten. Danach wird es schlagartig zu warm für solch schweißtreibende Arbeit, schließlich muss das Zimmer ja auch ausgeräumt werden. Schulferien, Sommerpause und Hitze frei. Zack, und schon ist der Sommer wieder um, und da lohnt es sich eigentlich doch gar nicht mehr. Kommt das Kind nicht nächstes Jahr in die Schule, dann muss doch sowieso umgebaut werden, oder?

So nicht: Massive Drohungen!
Selbst der beste Ehemann von allen lässt sich oft wochen- oder gar monatelang darum bitten, eine notwendige Arbeit auszuführen. Meist hilft die Drohung, einen Handwerker zu bestellen, den er dann selbstverständlich zahlen müsste. Oder Bestechung: Okay, ich zahle auch die Farbe. Doch wäre es viel angenehmer, eine Bitte nur ein einziges Mal aussprechen zu müssen. Das wäre ein sehr großes Geschenk!

So gesehen, entsprechen die Handwerkerkurse der emanzipierten Ehefrauen vielleicht gar nicht der Neigung, sondern sind Taten der Verzweiflung. Sie haben einfach keine Lust, ihn stundenlang darum bitten zu müssen, das herumstehende Bild endlich aufzuhängen oder die Jalousie anzudübeln. Auch Hilfs- und Handlangerdienste verrichten viele Frauen eher ungern. Nicht nur meine Freundin Silvia berichtet, dass sie dem gesamten Arbeitsprozess beizuwohnen verpflichtet ist, um hier die Wasserwaage und dort den Zollstock anzureichen. Eine andere Freundin berichtet, dass sie immer wieder bewundernd schauen und überschwänglich loben muss, egal wie krumm und schief das Regal geworden ist.

Apropos krumm und schief: Wenn Sie sich nicht zum Handwerker berufen fühlen, lassen Sie es einfach sein. Stehen Sie dazu und bestellen Sie direkt einen Fachmann! Denn nichts ist ärgerlicher, als wenn es nach Wochen endlich versucht wird und doch nicht klappt. Mut zur Lücke: Nicht jeder ist ein Klempner. Bevor Sie sich beim Versuch, den verstopften Abfluss zu reinigen, also unglücklich machen und das Bad unter Wasser setzen, sollten Sie es sein lassen. Hände weg vom Strom oder gar vom Starkstrom, Finger weg von Fummelarbeiten am Computer oder der Telefonanlage.

Keine Frau möchte, dass ihr Liebster vom zusammenfallenden Kleiderschrank erschlagen oder vom Stromschlag dahingerafft wird! Ist etwas wirklich schiefgegangen, ist es zudem peinlicher und teurer, die Handwerker zu rufen, als wenn man gleich zum Hörer und den Gelben Seiten gegriffen hätte.

Die TV-Sendung: »Abenteuer Leben« nennt Zahlen: Allein in Deutschland verletzten sich jährlich über 20 000 Heimwerker mit einer Bohrmaschine! Von schlimmeren Unfällen ganz zu schweigen! Bohren bis der Arzt kommt? Lieber nicht!

So geht's: Fachleute ranlassen!
Sie sind kein Handwerker? – Kein Problem! Kaufen Sie Möbel im Fachgeschäft und lassen Sie sie bringen und aufstellen. Auch Elektrogeräte und Telefonanlagen kann man anschließen lassen, dazu gibt es dann Garantie und Service. Buchen Sie Umzüge als Komplettpaket, dann wird Ihnen auch das Ab- und Wiederaufhängen von Lampen abgenommen.

Do it yourself

Vielleicht wohnt aber auch ein begabter Handwerker in Ihrer Nachbarschaft, den Sie bitten könnten, Ihnen zu helfen? Das könnte der Anfang einer neuen Freundschaft sein, denn zusammen zu basteln war ja schon immer fein.

Sie müssen sich nur überwinden, um Hilfe zu bitten! Gelingt Ihnen das, greift irgendwann der Spruch: *Learning by doing!* Natürlich hält auch Ihre Buchhandlung jede Menge Ratgeber für neue Heimwerker bereit: mit bebilderten Schritt-für-Schritt-Anleitungen für die wichtigsten Arbeiten im Haus. Die Anschaffungskosten für das Buch und das wichtigste Werkzeug haben sich meist schnell amortisiert!

Schrauben lässt sich bei etwas gutem Willen natürlich genauso gut lernen wie Kochen. Es kann auch richtig Spaß machen und hat eine Menge Vorteile: Selbermachen spart Geld und Zeit – wenn man es kann! Wenn nicht: Auch Kosten für Handwerker im eigenen Haus lassen sich seit 2007 bei der Steuer geltend machen. Immerhin 20 Prozent gibt es vom Fiskus zurück.

So nicht: Der Hobbyschrauber!

Neben dem Herrn mit den zwei linken Händen gibt es natürlich auch das andere Extrem: der Hobbyschrauber. Er verschwindet in jeder freien Minute in Garage oder Keller, um irgendeine sehr spezielle Bastelarbeit auszuführen. Da werden Buddelschiffe gebaut und Oldtimer restauriert, Gartengeräte auf Hochglanz poliert und Werkzeuge in eigens dafür aufgezeichnete Schablonen einsortiert. Manche dieser Spezialisten treten dann bei »Wetten dass?« auf. Sie können 289 verschiedene Sorten Sand am Körnungsgrad erkennen oder Bagger auf Bierflaschen fahren. Wer braucht so einen?

Was grünt so grün?

Auch bei der Gartenarbeit hat sich die Ressortlösung bestens bewährt. Meist lieben es die Frauen, zu pflanzen und sich um die Beete zu kümmern. Zumal es ihnen oft leichter fällt, die unterschiedlichen Keimlinge auseinanderzuhalten. Was ist ein lästiges Wildkraut, das sich übel auszubreiten versteht? Und was sind die gerade gesäten Küchenkräuter oder

Sommerblumen? Wer Neigung zur Floristin hat, wird sich um die Pflanzen kümmern. Und wer kräftiger und größer ist, übernimmt es dafür gerne, die Hecke zu beschneiden oder den Apfelbaum zu stutzen. Sie müssen ja nicht unbedingt eine Übung zur Körperertüchtigung daraus machen, sondern können auch gutes Gartengerät und Elektrik dazu nutzen.

So geht's: Die Heckenschere

Der beste Ehemann von allen hat sich auf einem Flohmarkt eine alte, leicht angerostete und stumpfe Heckenschere erstanden. Nach wenigen Tagen an der Werkbank war sie frisch geschliffen und lackiert, die Handgriffe waren gereinigt und geölt. Damit werden nun 30 Meter Hecke in schweißtreibender Handarbeit geschnitten. Dass das dann nur zwei Mal im Jahr passieren kann, versteht sich von selbst!

Ein Kollege wollte ebenfalls die Aufforderung zur Fitnessübung einkaufen, indem er sich einen handbetriebenen Rasenmäher anschaffte. Leider blieb es bei der Aufforderung: Der Rasen wiegt sich seither im Wind und von wachsenden Muskelpaketen konnten wir noch nichts erkennen. Also sollten Sie sich gut überlegen, ob es nicht doch das leichte elektronische Modell sein sollte, mit dem Ihre Frau im Zweifel genauso gut zurechtkommt. Die modernen Rasenmäher lassen sich – regelmäßige Anwendung und trockenen Rasen vorausgesetzt – mit zwei Fingern schieben.

Viele Arbeiten im Garten sind zeitgebunden. Kündigt sich ein längeres Regentief an, ist es gut, vorher zu mähen. Der Wetterwechsel kommt manchmal sogar sehr überraschend und verlangt zügiges Handeln. Beginnt es beispielsweise aus heiterem Himmel zu regnen, während noch die Wäsche auf der Leine flattert, wäre es ganz wunderbar, wenn Sie diese bitte schnell abhängen könnten.

Im Herbst müssen wiederum empfindliche Pflanzen wie Oleander oder Geranien ins Winterlager gebracht werden. Das ist eine Arbeit, die zwingend *vor* den ersten Frostnächten zu erledigen ist. Also auf den Wetterbericht achten und rechtzeitig reagieren.

So nicht: Der Hibiskus

Der Wetterfrosch hatte Tiefstwerte von minus sechs Grad vorhergesagt und schon der Abend war lausig kalt. Im einzigen großen Pflanzkübel unseres ansonsten winterfesten Gartens wuchs ein mehrere Jahre alter, prächtiger Hibiskus. Ich hatte einen Abendtermin und bat den besten Ehemann, doch bitte den Hibiskus ins Haus zu nehmen. Um elf Uhr kam ich nach Hause, nichts war passiert. Er wollte das lieber am nächsten Tag machen!

Wer wenig Zeit hat, kommt mit einem naturnahen Garten am besten zurecht. Was in die Gegend passt und dort auch natürlicherweise wachsen würde, ist am robustesten und pflegeleichtesten. Dann gilt es vor allem, die Nutzpflanzen zu fördern und die lästigen Wildpflanzen zu dezimieren. Beim Rasen heißt das in erster Linie, regelmäßig zu mähen, bevor die Gänseblümchen blühen und sich wie verrückt vermehren. Auch ein schlichtes Gerät wie ein Löwenzahnstecher ist ungemein hilfreich. Nach und nach kann man damit die Pfahlwurzeln des Löwenzahns herausstechen und andere lästige Kräuter wie Klee, Giersch oder Gänseblümchen samt Wurzeln heraushebeln. Eine Stunde Löwenzahnstechen und

Gänseblümchen dezimieren ist eine etwas einseitige, aber doch ordentlich anstrengende Fitnessübung. Sie ist effektiv und spart außerdem die Chemie: Das ist besonders wichtig, wenn Sie Kinder haben, die im Garten spielen und vielleicht auch einmal ein Blümchen essen wollen, wenn Sie Kräuter anbauen und Obstbäume besitzen. Und natürlich ist es nicht nur gesünder für Sie, sondern auch für die Natur.

So nicht: Vom Baum erschlagen!
Falsche Sparsamkeit kann fatale Folgen haben: Wer weder schwindelfrei ist noch routiniert mit einer Kettensäge umgehen kann, überlässt das Bäumefällen den Profis! Selbst die kommen nicht immer unbeschadet wieder herunter, nachzulesen im Unfallbericht der »Sozialversicherung für den Gartenbau«.

Wenn alle Gartennutzer einverstanden sind, ist natürlich auch eine Blumenwiese hübsch. Zum Spielen besser geeignet ist nach wie vor der Rasen. Geschickte Pflanzenauswahl vorausgesetzt, können auch die Beete ganz pflegeleicht sein. Viele Blumen sind mehrjährig und sehr robust. Auch dafür gibt es jede Menge spezieller Ratgeber, die zum Beispiel *lazy gardening* heißen. Aber auch der Augenschein hilft weiter und ein Gespräch mit dem Biogärtner: Welche Pflanze ist hier heimisch und mag den Boden und das Klima?

Die einheimischen Sorten knicken auch in trockenen Sommern nicht gleich weg. Dennoch ist es ab und zu unumgänglich, zusätzlich zu bewässern: Men's work! Schwere Kannen zu schleppen oder den Gartenschlauch auszurollen nimmt der gute Ehemann natürlich selbst in die Hand. Auch ein Beet um- oder eine alte Wurzel auszugraben ist für Sie sicherlich einfacher als für Ihre Frau. Aber das versteht sich für den Gentleman ja wohl von selbst.

Checkliste: Reparaturen und Gartenarbeiten

- Anstehende Arbeiten erledigen Sie zeitnah.
- Wenn Sie Reparaturen ausführen, tun Sie das bitte selbständig: Ihre Frau ist weder Ihr Handlanger noch der Kaffeekoch.
- Zwei linke Hände? Mut zur Lücke und den Fachmann bestellen!
- Im Garten übernehmen Sie die schweren Arbeiten.
- Schlaue Pflanzenauswahl und mechanische Auslese ersetzt die Chemie.
- Das Bäumefällen überlassen Sie bitte den Profis!

Sie machen vieles anders als Ihre Frau. Aber Sie machen es gut. Sodass sie sich wirklich entspannen kann, wenn die Kinder in Ihrer Obhut sind.

Der gute Vater

Paul, Pia und Leonie sind sich einig: Wenn Papa etwas versprochen hat, soll er es auch halten! Wenn er versprochen hat, mit Pia und Leonie Mau-Mau zu spielen, dann möchten sie, dass er mit ihnen Mau-Mau spielt. Nichts anderes. Wollte er mit Paul draußen kicken, soll draußen gekickt werden. Egal, wie das Wetter ist, und egal, wie spät es schon wieder wurde!

Das »später werden« halten die drei übrigens für ganz schön blöd: Wenn Papa am Telefon sagt, er komme »gleich«, dann soll er auch gleich kommen. Und nicht eine Stunde später oder so. Mit sofort meinen sie sofort, mit gleich, gleich. Gleich darf nur so lange dauern, wie er vom Büro nach Hause braucht. Und wenn es später werden wird, weil er noch arbeiten muss, dann soll er es auch direkt sagen!

Max hat ähnliche Erfahrungen gemacht. Wenn Max von seinem Papa abgeholt wird, muss er oft ein wenig warten. Gut, dass er Papa inzwischen ein wenig besser kennt. Mama hat es ihm erklärt: »Weißt du, wenn Papa etwas bastelt oder am Computer sitzt, dann kann es schon passieren, dass er nicht immer auf die Uhr sieht. Du bist beim Spielen doch manchmal auch so vertieft, dass du alles um dich herum vergisst und zu spät zu deinem Freund kommst.« Okay, dann muss er eben ein wenig warten und mit den Steinen herumkicken, bis Papa um die Ecke gesaust kommt. Aber schön findet Max das natürlich nicht! Mama ist immer ganz pünktlich zur Stelle.

Darin sind sich Kinder und Mütter vollkommen einig: Das Wichtigste, was einen guten Papa auszeichnet, ist Verlässlichkeit. Wenn er etwas versprochen hat, soll er es einhalten. Keine Ausflüchte, keine Entschuldigungen. Da zählt nur die Tat, nicht der gute Wille.

Hallo Junior!

»Männer, die generell zuverlässig sind, sind auch als Väter zuverlässig«, sagt meine Freundin Kim, die Mutter von Max. Klar, sonst werden sie ja auch nicht geheiratet, oder?

Ein guter Ehemann hat also die besten Voraussetzungen, auch ein guter Vater zu werden. Sie sind bereit, Verantwortung zu übernehmen. Und Sie waren bereits so kühn, ja zu sagen. Ja zu Ihrer Frau, ja zu einer gemeinsamen Zukunft.

Also her mit den kleinen Schreihälsen!

Die neue Sicht der Welt fängt bereits in der Schwangerschaft an: Wie gut, dass sie üblicherweise neun Monate dauert, sodass sich beide auf die Veränderung vorbereiten können. Neben dem ungeheuren körperlichen Wandel, der vor allem Ihre Frau betrifft, gibt es eine ganze Menge an organisatorischen Dingen zu klären: Wie soll die Wohnung aufgeteilt werden, welches Zimmer kann Kinderzimmer werden? Wie wird es mit der Arbeit weitergehen? Wer kümmert sich in der ersten Zeit um das Baby?

Die neue Erziehungszeit macht es beiden leichter, im Beruf zu pausieren. Es gibt deutlich mehr Geld, mit dem auch eine Auszeit finanziert werden kann. Wer also bleibt zu Hause? Nicht verkehrt ist es, verschiedene Modelle durchzuspielen und die Möglichkeiten mit den jeweiligen Chefs oder Partnern zu klären. Keinesfalls ist es selbstverständlich, dass stets die Frau ihre Karriere unterbricht. Vielleicht wollen Sie beide so viel Zeit wie möglich mit dem Baby verbringen und müssen knobeln, wer denn weiterarbeiten und für den Familienunterhalt sorgen muss?

Vielleicht lässt sich die Arbeitszeit auch bei beiden reduzieren. – Eine ideale Lösung, die leider in Deutschland immer noch nicht besonders populär bei Arbeitgebern ist. Aber vielleicht wollen Sie das in der Firma zumindest diskutieren? Je mehr Menschen sich dafür einsetzen, desto wahrscheinlicher werden flexible Arbeitszeitlösungen werden. Und wie steht es mit professioneller Betreuung in Ihrer Firma? Gibt es eine Krabbelstube in der Nähe oder einen Betriebskindergarten?

So geht's: Anregende Lektüre
Sogar im Kinderbuch werden verschiedene Modelle schon thematisiert. *Mit Jakob wurde alles anders*, heißt das Buch von Kirsten Boie, in dem aus der Sicht der elfjährigen Nele geschildert wird, was passiert, wenn Eltern einmal Rollen tauschen.

Gut ist es, bald Klarheit zu schaffen, wie es beruflich weitergehen soll. Auch die Einrichtung eines Kinderzimmers und die Anschaffung der Erstausstattung sollte nicht auf den neunten

Monat vertagt werden. Zum einen wird das Einkaufen und Renovieren immer mühsamer für Ihre Frau. Zum anderen halten sich nicht alle Babys an den vorgesehenen Zeitrahmen: Ich musste einmal eine wichtige Konferenz verlassen, um im Noteinsatz Nachthemden (vorne aufknöpfbar!) für eine Freundin zu kaufen, deren Baby schon im achten Monat ans Licht der Welt drängte. Ihr guter Ehemann sollte selbstredend bei ihr bleiben, um sie moralisch und seelisch zu unterstützen und konnte sich nicht um solch banale Dinge wie Nachhemden kümmern.

Know-how für werdende Eltern wird ganz praktisch vermittelt: In Geburtsvorbereitungskursen geht es allgemein um die Geburt, aber auch um Atmen und Pressen und die Öffnung des Muttermundes in Zentimetern! Von modernen Vätern wird heute ganz selbstverständlich erwartet, dass sie sich Zeit für die gemeinsamen Termine nehmen und sich neben beziehungsweise hinter ihre runden Frauen auf den Boden setzen. Das Stützen und Hecheln ist meistens für beide ungewohnt. Also nehmen Sie es einfach sportlich: Da müssen alle drei durch!

Kaum einer kann sich auch vor dem Kreißsaal drücken, neun von zehn Vätern sind heute dabei. Doch bestimmt wollen Sie Ihre Frau in solch heiklen Momenten sowieso nicht alleine lassen: Geben Sie ihr die Hand und Ihre Stärke. Beruhigen Sie sie und machen Sie ihr Mut. Gerade passt einmal der olle Spruch: Sie werden das Kind schon schaukeln!

Während die Männer früher auf den Entbindungsstationen wegen akuter Ohnmachtsgefahr eher ungern gesehen waren, werden sie heute unisono gelobt: von Hebammen, Kinderschwestern, Ärzten und Müttern. Als besonnen und hilfreich und als unentbehrliche Stützen für ihre Frauen.

Auch Kim hat nur Gutes zu berichten: Ihr Mann Sven sei

im Kreissaal sehr cool gewesen: »Er wollte eigentlich sogar Arzt werden. Das hat ihm offensichtlich richtig gut gefallen.« Souverän habe er die Nabelschnur gekappt. Aber neulich, das fällt ihr dabei ein, habe er eine Maus mit der Handkante erschlagen. Wer so etwas kann, der kennt nichts. Hugh! Das sind Männer!

Schlaflos im Ehebett

Die erste Zeit mit dem Baby ist eine echte Bewährungsprobe für jede Ehe. Alle drei müssen sich neu kennenlernen und aufeinander einstellen, die wenigsten haben bereits Erfahrung und die nötige Gelassenheit. Sie sind unsicher, was sie mit dem Säugling anstellen können oder sollten, Ihre Frau ist vielleicht ebenfalls nervös und unsicher.

Der Schlafentzug zerrt zusätzlich an den Nerven: Kaum ein Baby findet problemlos zur Ruhe und beginnt schon nach wenigen Wochen durchzuschlafen. Die meisten wachen mehrmals in der Nacht auf: Sie haben Durst und Hunger, sie brauchen neue Windeln oder wollen spüren, dass Mama und Papa da sind.

Während in der Schwangerschaft üblicherweise gespannte Erwartung und Vorfreude herrscht, kann sich danach leicht Ernüchterung oder gar Frust einstellen: So mühsam haben es sich viele nicht ausmalen können. Manche Frauen – und auch wenige Männer – rutschen in dieser Zeit gar in eine Depression hinein, salopp auch Babyblues genannt. Während die Umwelt pures Glück erwartet, fühlen sich manche Mütter ganz leer und mutlos. Dies zu wissen und rechtzeitig zu erkennen ist wichtig: Denn einmal erkannt ist auch eine Depression gut zu behandeln. Allein durch Ihre Aufmerksamkeit können Sie Ihrer Frau dabei eine große Hilfe sein.

Doch auch wenn in Ihrer jungen Familie die positiven Gefühle überwiegen, sollten Sie sich auf die ein oder andere Schwierigkeit einstellen. Vielleicht liegt nun die gesamte Last der finanziellen Verantwortung auf Ihren Schultern: Viele junge Väter engagieren sich in dieser Zeit beruflich doppelt, um mehr zu verdienen oder den Job zu sichern.

Dieser Einsatz wird von überlasteten jungen Müttern häufig nicht gebührend gewürdigt. Für sie zählt oft nur, wann Sie denn endlich nach Hause kommen und für ein Gespräch und praktische Unterstützung zur Verfügung stehen (wir haben es schon erwähnt). Sie können sich aber nun einmal nicht zweiteilen: Sie können nicht Karriere machen und gleichzeitig zu Hause Windeln wechseln!

So nicht: Vater im dritten Versuch!
Viele junge Väter lassen die kostbare Zeit mit ihren kleinen Kindern ungenutzt verstreichen. Mit 50 fällt ihnen dann auf, dass sie etwas verpasst haben. Sie suchen sich eine jüngere Partnerin, um die Uhr nochmals auf Anfang zu stellen: Und protzen dann damit, dass sie im Opa-Alter doch viel mehr Zeit mit den Kleinen verbringen können als im ersten und zweiten Anlauf. Doch ihre Zeit ist ebenfalls begrenzt: nämlich nach hinten!

Versuchen Sie die Wünsche Ihrer Frau zu verstehen, auch wenn es Ihnen ungerecht erscheinen mag: Für die meisten Frauen ist es ebenfalls eine herbe Umstellung, von einem turbulenten Alltag zwischen lauter Erwachsenen in eine Mutter-Baby-Konstellation in den eigenen vier Wänden geworfen zu sein. So innig die Beziehung zu dem winzigen und liebenswerten Baby denn auch ist: Es ist nun mal kein Gesprächspartner. Finden Sie also gerade in den ersten Monaten genügend Zeit, die Sie mit dem Kind und Ihrer Frau verbringen können. Unschätzbare Momente, die den Zusammenhalt fördern und Familie schaffen.

Ideal ist es, wenn Sie zumindest zeitweise mit weniger Schlaf auskommen können. Allein deshalb sollten Männer und Frauen noch nicht im Methusalem-Alter sein, wenn sie Eltern werden. Denn nur dann lässt sich auch eine schlaflose Nacht einmal wegstecken. Lärm macht einem weniger aus, genau wie das ständige Herumlaufen und Wiegen und Aufmerksamsein, das Babys und Kleinkinder eben erfordern.

Nächtliches Aufstehen bringt Vätern unendliche Dankbarkeit und Pluspunkte ein. Es kann für einen Mann unglaublich erhebend sein, wenn die eigene Frau (die sich in der stressigen Babyzeit vielleicht öfter mal beklagt) *vor anderen* Menschen, beispielsweise im Freundes- oder gar Verwandtenkreis, erzählt, dass man in jenen Nächten, wenn sie wirklich viel zu müde sei, aufstehen, den Schnuller anreichen, ein Schlückchen lauwarmen Tee zubereiten und sogar die dicke Stinkewindel wechseln würde. Die neidvollen Blicke der anderen Mütter in der Runde sind Ihnen sicher.

Wenn Sie also irgendetwas wirklich gut machen wollen, dann unterstützen Sie Ihre Frau gerade in der ersten Zeit, wann immer Sie können. Nächtliches Aufstehen lässt sich lernen. Wer zuständig ist, wacht auf. Von alleine! Und nicht erst, wenn sie zum fünften Mal an Ihrer Schulter gerüttelt hat: Hör mal, das Baby schreit.

Bitte übernehmen Sie!

Absolut erstklassig ist es, wenn Ihre Frau Ihnen das Baby anvertrauen kann. Mit dem entspannten und sicheren Gefühl, dass Sie schon zurechtkommen werden. Je mehr Zeit Sie bislang mit dem Kind verbracht haben, desto besser klappt das auch. Natürlich wissen Sie, wo sich alle Utensilien für die Fläschchen befinden und wie sie zuzubereiten sind. Klar können Sie wickeln und Babys Popo sauber machen. Logisch, dass Sie passende Kleidungsstücke finden, um das Kleine bei Bedarf neu einzukleiden.

Beispielsweise braucht Ihre Frau zumindest einen freien Abend in der Woche. Nach Rückbildungsgymnastik und Krabbelstunde möchte sie bestimmt auch wieder mit dem Sport anfangen: Einmal in der Woche zum Yoga zu gehen, wird doch wohl möglich sein. Oder etwa nicht? Und wann war sie zuletzt im Kino? Wann war sie mit den Freundinnen zum Klönen in der Kneipe?

Vereinbaren Sie nach Möglichkeit einen festen Abend in der Woche, an dem Sie sicher übernehmen können. Denn nur dann kann sich Ihre Frau wieder etwas vornehmen, sich verabreden und planen. An diesem Abend sind Sie natürlich ultrapünktlich zu Hause, damit sie auch pünktlich weggehen kann.

Neben den sogenannten Egoabenden, die beide brauchen, sollten Sie nicht vergessen, etwas gemeinsam zu unternehmen. Natürlich so häufig es geht mit dem Kind. Aber ab und zu auch einmal alleine mit Ihrer Frau. Sie wird sich vielleicht nicht sofort entspannen können und denkt dauernd daran, ob zu Hause auch alles gut geht. Auch Ausgehen muss man nach einer Geburt wieder lernen. Starten Sie am besten mit kleinen Runden in der Nachbarschaft, wo Sie gut zu erreichen sind.

Bevor Sie den Radius erweitern und auch größere Unternehmungen, wie einen Theaterbesuch, planen.

So geht's: Babysitter organisieren!
In glücklichen Fällen gibt es begeisterte Großeltern. Ansonsten freundliche Babysitter, die gegen Stundenlohn die Betreuung übernehmen: Vermittlungen finden Sie sogar im Internet. Sobald die Stillzeit vorüber ist, sollten Sie zumindest einmal im Monat einen Abend zusammen ausgehen! Es ist eine Wohltat, sich auch wieder als Paar zu fühlen. Nicht nur als Papa und Mama.

Iris, die Mutter von Paul, Pia und Leonie, wundert sich heute, wieso sie mit Paul alleine so einen Stress hatte. Eigentlich, so sagt sie heute, war das doch das Paradies: Nur ein einziges Baby zu betreuen. Heute würde sie das locker schaffen. Aber damals hatte sie eben noch zu wenig Erfahrung, war unsicher und hat auch vieles – aus heutiger Sicht – falsch gemacht. So ähnlich geht es den meisten Eltern. Im Rückblick ist man immer klüger.

Besonders schwierig ist es für Ihre Frau, wenn sie in der ersten Zeit viel alleine ist, wenig Austausch mit Freundinnen und anderen Müttern hat und Sie nur spätabends sieht. Unterstützung ist gefragt, vor allem moralisch. Bleiben Sie ruhig und besonnen und bestärken Sie Ihre Frau: »Du machst das doch gut! Dem Baby geht es doch prächtig.« Rückendeckung und positive Verstärkung (so heißt das in der Pädagogik) sind jetzt besonders gefragt. Außerdem die Toleranz einer größeren Unordnung und höheren Schmutzquote gegenüber.

Erstklassig ist es, wenn Sie das Baby so oft es geht übernehmen. Komplett. Am besten packen Sie es in den Wagen und machen einen Spaziergang, sodass Ihre Frau einfach einmal abschalten und etwas für sich tun kann: Zwanzig Minuten in der Badewanne wirken oft Wunder, genau wie eine ungestörte halbe Stunde mit einem Buch. Danach ist sie oft wieder wie neu und gelassen genug, den Kampf ums Schlafengehen auszufechten. Und Sie haben wieder etwas richtig gut gemacht!

Checkliste: Hallo Junior!

- Abstimmung ist das Wichtigste: Wer übernimmt welchen Part?
- Kinderzimmer rechtzeitig einrichten und Babyausstattung einkaufen.
- Solidarität in der Vorbereitung: Kurse besuchen.
- Mitkommen zur Geburt? – Klar doch!
- Zeit nehmen für das Baby: Kennenlernen ist wichtig!
- Ab und zu übernehmen Sie den Nachtdienst, damit Ihre Frau ausschlafen kann.
- Einen Abend pro Woche hat sie frei!
- Ab und zu Babysitter besorgen und gemeinsam ausgehen!
- Sorgen Sie auch zwischendurch für Freiräume!

Papa ist der Größte!

Was haben Sie als Kind mit Ihrem Papa unternommen? Wer das Glück eines engagierten Vaters hatte, kann sich bestimmt noch an die Highlights aus Kindertagen erinnern, an denen er sich Zeit nahm, mit den Kindern loszuziehen.

Das waren schöne Stunden, außergewöhnlich und unbeschwert. Vielleicht haben Sie mit Ihrem Papa gekickt, waren mit dem Paddelboot oder den Fahrrädern unterwegs, sind über Baustellen gestromert und haben Baumhäuser gebaut. Oder Sie gingen einfach zusammen spazieren und in die Gärten gucken.

Als kleines Kind hat mich mein Vater sonntagmorgens mit in den Park genommen. Ziel war wohl weniger, mit seiner Tochter zusammen zu sein, als meiner Mutter aus dem Weg zu gehen. Denn Sonntagvormittag wurde groß gekocht: Der Braten sollte in Ruhe bewacht und begossen werden, Kartoffelknödel wurden gerollt und aufwendig mit Croûtons gefüllt (darauf haben wir bestanden!), dazu mussten Salat und Suppe vorbereitet werden. Schöne Rituale, die Familie und Geborgenheit bedeuten. Rare Stunden mit dem Vater, die besonders wertvoll waren.

Schnee von gestern, werden Sie denken. Richtig, wer rollt am Sonntag schon noch Knödel? Aber eines ist absolut gleich geblieben: Mit Papa ist es schon klasse! Das finden alle befragten Experten von drei bis zehn!

Sie haben nämlich eine Menge Vorteile erkannt:

- Papa meckert nicht so viel rum (wenn, dann schreit er wirklich!).
- Papa ist nicht so ängstlich wie Mama. Da darf ich auch mal alleine mit dem Fahrrad fahren, auch wenn das noch ziemlich wackelt.
- Bei Papa gibt's auch mal Fastfood!
- Mit Papa gehen wir in den Baumarkt.
- Mit Papa ist mehr Action!
- Mit Papa kann man besser toben!
- Mit Papa machen wir auch mal so verbotene Sachen. Wie über den Zaun steigen oder so.

Viele Mütter müssen sich allerdings ganz schön zusammennehmen, um nicht zu meckern, wenn die Bande zurückkommt. Denn nicht immer ist alles heil geblieben. Doch meist sind es nur kleine Schrammen oder oberflächlicher Dreck und alle sind ausgesprochen fröhlich. Wenn die Kinder noch Tage danach vom Ausflug mit dem Papa schwärmen, könnte sie fast neidisch werden. Mit Mama ist es immer Alltag, mit Papa etwas Besonderes. (Okay, okay, abgesehen von den raren Familien – zurzeit weniger als fünf Prozent –, wo Papa den Haushalt schmeißt.)

Beschwerden gibt es aber auch von den Experten: »Papa kann nicht so gut organisieren«, hat Paul erkannt. Da wird schon einmal vergessen, für das Catering zu sorgen. Nicht eine Kekstüte an Bord, wenn es zur Ostsee geht. Kein Apfelsaft und keine Papiertücher! Paul ärgert sich auch, dass Papa so oft was suchen muss. Dann sitzen die kleinen Schwestern schon angeschnallt im Auto und nölen, während Papa noch fünf Mal reinlaufen muss, um was zu holen. Oder Paul soll suchen, weiß aber leider auch nicht, wo die Mütze denn stecken könnte! – Und nachher fehlt dann doch wieder die Hälfte!

So nicht: Papa verloren!
Inzwischen sind die Kids ganz cool: Jetzt wenden sie sich einfach direkt an eine Verkäuferin und lassen ihn ausrufen. Gerade im großen Supermarkt oder im Bauhaus hat Papa immer die Tendenz zu verschwinden. Er sagt: Wartet mal kurz – und will noch ein paar Schrauben holen. Und dann ist er zwischen den Regalen verschwunden und kommt nicht wieder.

Warum meckern Männer eigentlich weniger mit ihren Kindern? Vielleicht wurden sie einfach weniger rigide erzogen als Mädchen und durften selber viel wilder spielen! Und so können sie es auch heute locker ertragen, wenn die eigenen Kinder im Baumarkt Rennen mit den Rollbrettern fahren oder in der Fliesenabteilung Verstecken spielen. Während Mama die Kinder längst ermahnt hätte, vertraut er auf sein Glück und die Haftpflichtversicherung. Das ist natürlich toll für die Kinder, sie können sich ausprobieren und die Haltbarkeit verschiedener Konstruktionen testen.

Selten ist es einfacher, sich einen solch treuen Fanclub zu schaffen! Als Vater sind Sie einfach der Größte! Und haben jede Menge Vorschusslorbeeren.

Andere Sachen

Auch Max ist gerne mit seinem Vater zusammen. Vor allem, weil er mit ihm »so andere Sachen« machen kann. Während Kim immer versucht, ihn pädagogisch wertvoll zu beschäftigen, richtige Spiele zu spielen oder Sport zu machen, kann er mit Sven stundenlang vor dem Computer sitzen und daddeln. Manchmal spielt er mit seinem Papa auch Schach, wozu Mama einfach keine Lust hat. Okay, Fußball und Federball spielen sie auch manchmal.

Aber sehr oft, wenn Mama nicht da ist, arbeitet Sven im Garten oder gräbt Platten aus oder sägt einen Baum um und macht Feuerholz – und kümmert sich überhaupt nicht um Max. Und dann kann Max so richtig andere Sachen machen. Selber sägen – mit dem Fuchsschwanz. Oder er kann was bauen, mit Hammer und Nägeln und Leim. Oder er kann auf einen Baum klettern, ohne dass gleich jemand schreit.

Wenn er runterfällt, findet das Mama gar nicht gut. Aber

Max ist mit seinen acht Jahren ja schon sehr vernünftig. Und möchte auch seinem Papa keinen Ärger machen. Darüber haben sich die beiden unlängst einmal gründlich unterhalten!

So geht's: Männergespräche
Wenn es wichtige Dinge zu bereden gibt, haben Väter meist die besseren Karten. Zumindest bei Söhnen. Sie können sich ganz ruhig mit ihrem Sohn zusammensetzen und Sachen unter vier Augen besprechen. Das gefällt den Jungs, auch wenn sie das vielleicht nicht zugeben. Es beeindruckt sie und gibt ein gutes Beispiel. Und oft ist es auch sehr wirksam.

Auch wenn es toll ist, dass die Kinder mit ihrem Vater andere Sachen machen können, ist das kein Freibrief für leichtsinniges Verhalten: Sicherheit geht immer vor. Und wenn der Kleine noch so quengelt, weil er vorne mitfahren möchte, sitzt er natürlich dennoch hinten und ist ordentlich angeschnallt. Wenn die Kinder beim Rad- oder Skifahren Helme tragen sollen, dann werden sie das auch bei Papa tun.

Sicherheit ist das eine, Konsequenz das andere. In grundsätzlichen Erziehungsfragen verständigen Sie sich stets mit Ihrer Frau. Wie würdest du das halten? Sei es bei vermeintlichen Kleinigkeiten, wie einem Eis vor dem Essen (Regel: Wenn Eis, dann erst nach dem Essen!), sei es bei größeren Entscheidungen, wie dem Wechsel einer Sportart oder gar der Schule.

Kinder haben schnell raus, wo die Schwächen der Eltern liegen. Klar versuchen sie diese auszutesten: In manchen Phasen spielen sie Mama gegen Papa aus. Und umgekehrt. Das sind wichtige Manöver, um Grenzen kennenzulernen. Stimmen Sie sich mit Ihrer Frau ab, halten Sie auch den Missmut der

Kinder aus. Wenn Sie eine Sache nicht entscheiden können, vertagen Sie sich: »Das kann ich jetzt nicht entscheiden. Wir werden morgen nochmal darüber reden.« – Dann haben Sie die Gelegenheit, Ihre Frau dazu zu befragen. Vorschnelle Zugeständnisse lassen sich nachher nur schwer wieder zurücknehmen.

So geht's: Du hast es versprochen!
Versprechen Sie bitte nur, was Sie auch halten können. Stellen Sie nur Sachen zur Wahl, die Sie auch machen wollen. Wenn Sie beispielsweise sagen: Du kannst dir aussuchen, wo wir hinfahren! Dann dürfen Sie sich nicht beschweren, wenn es das Einkaufszentrum oder der Ponyhof sein soll.

Wer sich von seinen kleinen Kindern erpressen lässt (Motto: »Ich schreie, bis ich ein Eis kriege!«), wird es später nicht einfacher haben. Sondern schwerer. Dann wird gezickt, bis die neueste Version der Playstation angeschafft ist. Oder eine bestimmte Jeans, ein paar Turnschuhe oder ein zweites Fernsehgerät. Robuste Nerven und ein paar grundsätzliche Regeln helfen sehr bei der Erziehung.

Termine, Termine!

Nun ist das Leben nicht ein einziger Abenteuerspielplatz. Viele Dinge müssen einfach gemacht werden. Dazu gehören Vorsorgeuntersuchungen beim Kinderarzt, später beim Zahnarzt oder auch ein Besuch beim Friseur. Nicht verkehrt, wenn Sie ab und zu einen Termin übernehmen. Vielleicht wollen die Herren einmal gemeinsam zum Haareschneiden gehen?

So geht's: Kindertermine merken!
Kim hat ihrem Mann Sven etwa dreimal gesagt, dass nächste Woche Mittwoch Geburtstagparty bei Max' Freund Carsten ist und er bitte dort abgeholt werden muss. Und er hat es doch wieder vergessen! Auch Termine mit den Kindern können Sie sich gerne in den Kalender eintragen.

Krabbelgruppe, Eltern-und-Kind-Turnen, musikalische Früherziehung, Schwimmkurs ... Wie viel Sie sich davon vornehmen, hängt von Ihren Neigungen, aber auch von den finanziellen und zeitlichen Möglichkeiten ab. Gut ist es, einen Mittelweg zwischen – wir veranstalten gar nichts mit unseren Kindern – und – so viel wie möglich – zu finden. Kinder brauchen auch einmal Freizeit. Es kann nicht sinnvoll sein, dass schon Vierjährige Stundenpläne wie Gymnasiasten haben.

Natürlich sollen sie gefördert werden und sie sollten sich bewegen. Als Ausgleich für das Stillsitzen in der Schule, als Ausgleich zu den Computerspielen. Am besten natürlich, wenn Sie mit den Kindern Sport treiben und Ausflüge unternehmen.

Doch bieten auch Sportvereine ideale Möglichkeiten, sich mit anderen Kindern zu treffen und Spaß zu haben. Die Auswahl des Sports will allerdings gut überlegt sein: Wie wird das in der Praxis aussehen? Haben wir denn Zeit, das Kind zu begleiten? Da kommt leicht noch einmal ein ganzer Satz von Terminen dazu.

Wer Kinder im Verein hat, weiß ein Lied vom Stundenplan zu singen. Das Training findet mindestens einmal wöchentlich statt, in anspruchsvollen Gruppen auch zweimal. Dazu kommen die Spiele oder Wettkämpfe am Wochenende, zu denen die Eltern umschichtig fahren. Je höher die Spielklasse, desto weiter werden die Wege. Das fordert jeden einmal: Es ist großartig, wenn Sie sich am Fahrdienst beteiligen!

So geht's: Zuverlässig und pünktlich
Um die einzelnen Elternpaare zu entlasten, wird häufig ein Fahrdienst organisiert: Das sind oft komplizierte Konstruktionen, die nur funktionieren, wenn sich alle an die Reihenfolge und den Zeitplan halten. Vergessen geht da gar nicht! Zu spät kommen ebenfalls nicht, da sonst der ganze Plan ins Wanken gerät.

Zuverlässigkeit und Pünktlichkeit! Das klingt etwas abgedroschen und altmodisch, wie ein Auszug aus dem Bildungskanon des vorletzten Jahrhunderts. Diese Tugenden sind aber wieder schwer im Kommen. Genauso wie die guten Manieren. Erleichtern sie das Zusammenleben doch ungemein. Und hier wie da wiegt das gute Vorbild am meisten.

Pünktlichkeit lässt sich lernen: Gerade wenn Sie die Kinder abholen oder irgendwo hinbringen müssen, sollten Sie immer reichlich Zeit einplanen. Kinder tendieren zum Trödeln, je eiliger man es hat. Sie funktionieren einfach anders als Ihre Geschäftspartner.

Auch Sie selbst sollten reichlich Zeitpuffer einplanen: Rechnen Sie mit einem Stau, einem zähen Meeting oder einem letzten dringenden Anruf im Büro. Gehen Sie trotz allem immer so pünktlich, dass Sie ohne Kamikaze-Fahrten rechtzeitig vor Ort sein können. Sollten Sie wider Erwarten zu früh sein, freuen Sie sich. Sie können sich entspannen und auf Ihr Kind einstellen. Indem Sie ein wenig in die Luft gucken und andere Kinder beobachten – oder vielleicht einen Schwatz mit anderen Väter und Müttern halten. Das ist Erholung pur und mindert den Stress des Alltags. Für Sie – und für Ihre Kinder.

Checkliste: Papa ist der Größte!

- Nehmen Sie sich Zeit für Ihre Kinder.
- Vom Babyschwimmen bis zum Fußballturnier: Gemeinsame Aktionen schweißen zusammen.
- Sicherheit geht vor: Anschnallen und Aufpassen muss sein!
- Verlieren Sie die Kleinen nicht aus den Augen.
- Halten Sie sich an grundsätzliche Absprachen.
- Seien Sie pünktlich bei Terminen!

Alte und neue Väter

Wurde jahrhundertelang der Vater lediglich als Autorität und Ernährer geschätzt, zeigt die moderne Forschung, wie wichtig der Vater auch für die emotionale Entwicklung der Kinder ist.

Ein Psychologenteam der Universität Regensburg hat zwanzig Jahre alte Videobänder neu analysiert: Gefilmt wurde damals, wie Väter versuchen, ihren zweijährigen Kindern das Spielen mit Knetgummi beizubringen. Der eine beobachtet zum Beispiel geduldig, wie sein Sohn die Packung zu öffnen versucht und hilft erst, als er dazu aufgefordert wird. Er lässt ihm Zeit, die Knetstäbe zu erforschen, daran zu riechen, sie zu betasten. Erst dann zeigt er mit einem einfachen Beispiel, was man damit denn anstellen kann.

Ein anderer packt hingegen zügig selbst aus, reicht dem

Kind eine Stange und verliert sich dann im Kneten eines aufwendigen, vielfarbigen Hunds. Das Kind langweilt sich, der Vater wird ärgerlich, das Spiel endet im Streit.

Das Ergebnis der detaillierten Analysen hat in seiner Deutlichkeit selbst die Forscher überrascht: Die Feinfühligkeit des Vaters beim Spiel korreliert eindeutig mit dem Bindungsverhalten der Kinder. Je sensibler der Vater das Kleinkind behandelt, desto sicherer geht der junge Erwachsene mit emotionalen Bindungen um. Ist der Papa geduldig, aufmerksam und zugewandt, so sind es 22-Jährige ihren Partnern gegenüber auch, sie vertrauen ihnen mehr und sind offener. Kinder von unsensiblen Vätern haben dagegen mehr Probleme in Partnerschaften, sind zugeknöpfter und misstrauischer. Das Spielverhalten der Mütter spielte dabei nur eine untergeordnete Rolle.

Eine bahnbrechende Studie aus Regensburg, der viele weitere folgten: Die Väter sind weit wichtiger für die Entwicklung als bislang vermutet. Dabei spielt die Menge der Zeit, die der Vater mit dem Kind verbringt, eine geringere Rolle als bisher geglaubt: Entscheidend ist, wie intensiv und liebevoll die gemeinsame Zeit genutzt wird.

Auffällig sind dabei bis heute die Unterschiede zwischen Mütter- und Väterspielen: Setzen die Männer eher ihren Körper ein, sorgen für luftige und belebte Sensationen, bei denen sie die Kinder bewegen und mit ihnen toben, setzen Frauen eher die Sprache ein, sie machen Reime, singen oder lesen vor. Unterschiedliche Rollenmuster, die für die vielfältige Entwicklung der Kinder wertvoll sind. Kinder brauchen beides, die kuschelige vertrauensvolle Ruhe, und die wilde Action, die sie eher mit dem Vater erleben können.

So geht's: Kinderturnen
Anke, die seit Jahren »Eltern-Kind-Turnen« unterrichtet, hat in diesem Jahr drei Väter unter vielen Müttern in der Turnhalle. Während die Mütter am liebsten miteinander klönen, widmen sich die Väter dem eigentlichen Ziel der Stunde: Sie bewegen sich und die Kinder! Oft stehen die Väter im Mittelpunkt einer ganzen Gruppe von Kleinkindern. Die Spielideen der Männer sind für die Kinder eine echte Attraktion.

Damit sind auch Väter, die in erster Linie für den finanziellen Rahmen sorgen, entlastet: Sie müssen nicht zum Hausmann werden, um ein guter Vater zu sein! Wie Sie die Arbeit mit Ihrer Frau aufteilen, ist ganz Ihre Sache. Wenn Sie am Abend und am Wochenende zuverlässig für Ihre Kinder da sind, wird alles wunderbar.

Es heißt aber auch: Komplett abtauchen geht gar nicht! Sollten Sie also Kinder aus einer früheren Beziehung haben, sind und bleiben diese Ihre Kinder. Sie haben genauso Anspruch auf einen verlässlichen Vater wie die neuen Kinder. Es ist ungemein kränkend und verletzend, sollten diese sich abgeschoben und abgemeldet fühlen, sobald Sie wieder heiraten.

So geht's: Fair verhalten!
Haben Sie Kinder aus früheren Beziehungen, sollten Sie diese so bald wie möglich von Ihren neuen Plänen unterrichten. Holen Sie sie mit ins Boot, aber geben Sie ihnen Zeit. Sie sollten die Gelegenheit haben, Ihre neue Partnerin kennenzulernen, bevor diese im neunten Monat ist.

Selbst innerhalb einer Familie ist es nicht einfach, wenn ein zweites Kind kommt. Das ältere hat ganz schön damit zu kämpfen, dass sich die Welt jetzt um ein neues Baby dreht. Es kann sich verlassen und vernachlässigt fühlen und braucht jetzt besondere Zuwendung und Solidarität. Das kann auch zu Ihrer Aufgabe werden: Sollte Ihre Frau sich also in erster Linie um ein Neugeborenes kümmern, können Sie dem »Großen« Geborgenheit und Liebe vermitteln. Planen Sie eigene Unternehmungen mit dem Kind, überlegen Sie sich besondere Überraschungen.

Du bist gar nicht mein Vater!

Verliebt, verlobt, verheiratet, ihr Kinderlein kommet und dann zusammen alt werden bis zur goldenen Hochzeit und darüber hinaus! Das gibt es häufig nur noch im Kinderlied oder im Märchen. Die Regeln sind heute weniger rigide, es »muss« nicht mehr geheiratet werden und häufig trollt sich schon einer, sobald er von der Schwangerschaft erfährt. Verantwortung? – Nein danke!

Auch wenn sich ein Paar im Grunde einig war, zeigt sich doch ab und zu bei der Bewährungsprobe Baby, dass sich zwei zu viel vorgenommen haben: Die Beziehung geht schon in die Brüche, bevor Babys erster Zahn kommt.

Aber glücklicherweise finden sich auch immer wieder neue Paare zusammen. »Kind kein Hindernis«, hieß das früher in den Annoncen. Viele werden heute Vater, indem sie die Kinder aus früheren Beziehungen ihrer Frau annehmen, oft sogar adoptieren. Wenn das noch Babys oder Kleinkinder sind, die vom Erzeuger schmählich abgelehnt wurden, gibt es meist kein Problem. Auch ältere Kinder, die ihren eigentlichen Vater nicht kennenlernen konnten, sind meist froh, dass Mama nicht mehr alleine ist und sie endlich auch einen Vater haben. Kinder sind da sehr konservativ: Mama, Papa, Kind, so erzählt es jeder Reim und jedes Kinderbild. Und natürlich wollen sie keine Ausnahme sein und auch eine komplette Familie haben.

Doch ab und zu haben Kinder dann plötzlich zwei Väter. Ihren eigenen, den sie vielleicht am liebsten immer noch mit Mama zusammen sähen, und den Neuen. Dann kann der Neue schon auf erheblichen Widerstand treffen. Männer, die das erfahren haben, berichten, dass gerade Jungs sich oft schwer mit dem Neuen tun, den sie oft als »Rivalen« empfinden. Fühlten sie sich bislang doch geradezu altmodisch als »Mann im Haus« und Beschützer der Mama. Wichtig ist natürlich auch hier, wie klar sich der neue Partner entscheidet. Und wie sich die Mutter verhält.

Zusammenzuziehen oder gar zu heiraten ist dann schon ein deutliches Signal. Werden Sie Stiefvater, müssen Sie sich ins Verhältnis zu den Kindern Ihrer Frau setzen. Wenn Sie zusammenleben, gilt es gemeinsame Regeln auszuhandeln – und zu respektieren. Auch von den Kindern. Sollte es Ihnen entgegenhallen: Du bist ja gar nicht mein Vater, du hast mir überhaupt nichts zu sagen! Dann können Sie cool kontern: Na und? Wir leben aber jetzt zusammen. Und da müssen wir miteinander auskommen.

So geht's: Besuchsrechte akzeptieren!
Gibt es mit dem leiblichen Vater Besuchsregelungen, sollten Sie diese unbedingt akzeptieren. Und unterstützen. Sie, der neue Vater, sind eine Ergänzung und Bereicherung für die Familie. Kein Ersatz für den eigentlichen Papa. Am besten ist es natürlich, Sie lernen ihn kennen und schätzen. Das erspart den Kindern Loyalitätskonflikte.

Stimmen Sie sich in grundsätzlichen Erziehungsfragen mit Ihrer Frau ab. Ob als Original- oder Zweitvater!

Und Sie können ganz sicher sein: Gute Stiefväter bewirken ähnlich positive psychologische Effekte auf Kinder wie leibliche Väter. Das wurde beispielsweise in einer aufwendigen Studie von Paul Amato von der Universität von Pennsylvania nachgewiesen. Und das wissen auch die befragten Mütter. Denn letztlich ist es wichtig für Kinder, liebevolle Beziehungen zwischen Männern und Frauen zu sehen. Wenn es beim ersten Versuch nicht geklappt hat, dann vielleicht beim zweiten. In der Zwischenzeit sind alle klüger und reifer geworden. Und vielleicht passen Sie als neuer Mann einfach besser zu Ihrer Frau als der Vorgänger. Also nur Mut. Und etwas Geduld. Auch der störrischste junge Mann wird sich irgendwann freuen, dass Sie für ihn da sind!

Checkliste: Alte und neue Väter!

- Väter sind unentbehrlich: auch für die emotionale Entwicklung der Kinder.
- Selbst wenn die Beziehung scheitert: Sie bleiben der Vater.
- Kinder aus Ihren früheren Beziehungen werden auch in der neuen Ehe respektiert und genauso wichtig genommen wie zuvor.
- Kinder Ihrer Frau werden liebevoll in die neue Familie integriert.
- Kinder haben ein Recht auf ihre Gefühle. Lassen Sie ihnen Zeit.
- Seien Sie rücksichtsvoll, aber bestimmt: Sie wollen friedlich zusammenleben.

Rollenspiele: Children's Day!

Kim und Sven, die Eltern von Max, sind beide gleichermaßen berufstätig und kümmern sich abwechselnd mit einer Kinderfrau um ihren Sohn. Manchmal, zum Beispiel wenn die Kinderfrau krank ist, darf beziehungsweise muss, je nach Perspektive, Max mit zur Arbeit. Sowohl die Kollegen von Sven, einem Grafiker, als auch die von Kim, einer Journalistin, kennen den Jungen als freundlichen Zeitgenossen im Büro. Schon im zarten Alter von vier Jahren rückte er mit seinem Laptop an, suchte sich einen Platz an einem Schreibtisch und lernte dort friedlich zu spielen.

Nicht immer sind die Kollegen und Chefs tolerant genug, nicht alle Arbeitsplätze sind sicher für Kinder. Fabrikhallen und Werften sind absolut ungeeignet für kleine Wichte. Dennoch gibt es manchmal die Möglichkeit, den Kindern zumindest an besonderen Tage zu zeigen, wie und was Sie arbeiten.

Einmal im Jahr ist in vielen Städten Girl's Day: Die Mädchen dürfen an die Arbeitsplätze mitkommen. Offizielles politisches Ziel ist es, sie für traditionelle Männerarbeit zu begeistern und ihnen die Vielfalt der beruflichen Welt zu zeigen. Damit sie nicht in hundert Jahren immer noch wahlweise Friseurin oder Verkäuferin werden wollen. Sondern vielleicht auch Ingenieurin oder Kranführerin. – Schön wäre es, eine parallele Veranstaltung für Jungs zu entwickeln, die sie für traditionelle Arbeitsplätze von Frauen begeistern könnte: Noch immer gibt es nur eine verschwindend geringe Zahl an Tagesvätern, Erziehern und Grundschullehrern.

Als Kind fand ich es ungemein aufregend, meinen Vater im Bauamt abholen zu dürfen. Noch fünf Minuten hinein ins Büro zu gehen, die Pläne auf dem Schreibtisch zu studieren, das Zeichenpapier und den Bleistiftabrieb zu riechen und die

Modelle zu bewundern. Baustellen hielt ich für das Größte: lose gelegte Planken statt Treppenstufen, Zementgeruch und feuchter Mörtel, offene Steigleitungen und erste Streifenfundamente haben mich begeistert.

Erlauben Sie Ihren Kindern diese Sensationen, beziehen Sie sie ein in Ihre Welt. Das sind unschätzbare Erfahrungen, die das Verständnis wecken. Manchmal kann es übrigens auch für Ihre Frau spannend sein, Sie beim Arbeiten zu erleben. Vielleicht versteht sie dann besser, weshalb Sie am Abend zunächst ein wenig Abstand brauchen. Weshalb Sie sich nach Ruhe sehnen und nach Menschen, die Ihnen nicht sofort und ungefragt ihre ganzen Probleme ausschütten.

Das Phänomen der beruflichen Überforderung kann übrigens beide gleichermaßen betreffen. Bei der Neugründung einer Redaktion hatte ich über Monate einen absoluten Mörderjob: Mit 60-Stunden-Wochen, Nacht- und Wochenendsonderschichten. Und ich hörte am Abend zu Hause die gleichen Vorwürfe, die Männern üblicherweise gemacht werden. In jeder Beziehung. Zum Beispiel: Du redest nur über die Arbeit! Du kannst nicht zuhören! Du bist überhaupt nicht zärtlich! Warum musst du eigentlich immer gleich zur Sache kommen? Und warum schläfst du anschließend immer sofort ein?

Arrh!

Die Vertretung

Ob nur tageweise oder eine ganze Woche am Stück: Immer wieder wird es vorkommen, dass der gute Ehemann den gesamten Haushalt übernehmen muss. Sei es, dass Ihre Frau krank geworden oder ein paar Tage verreist ist: Harry, übernehmen Sie!

Früher war das die Zeit der Schwiegermutter oder gar einer professionellen Haushaltshilfe, heute wird ganz selbstverständlich von Ihnen erwartet, dass Sie den Laden einige Tage lang alleine organisieren können. Das bisschen Haushalt, das ist doch wohl kein Zauberwerk .... Doch gerade wenn Kinder da sind, kann die Fülle der Aufgaben einen kräftigen Kerl schon einmal an den Rand der Kapazitäten bringen.

Ob es mangelnde Routine ist oder ein anderes Verständnis davon, was denn notwendig ist, leider klappt die Vertretung nicht immer reibungslos. Okay, Sie haben die Kinder betreut. Dann erwartet Ihre Frau nicht nur, dass die Kinder noch leben, gut ernährt und unverletzt sind. Das ist selbstverständlich und wird sie im ersten Schritt auch sehr erleichtern. Doch im zweiten wird sie sich vielleicht umsehen, und an den Rand des Nervenzusammenbruchs geraten, sobald sie das angerichtete Chaos besichtigt hat. Das kann doch wohl nicht wahr sein! Und das muss auch nicht sein!

Denn stellen Sie sich doch einmal vor, Sie waren im Urlaub oder lagen zwei Wochen verletzt im Krankenhaus. Und Sie kommen in Ihr Büro zurück und finden keine Akte wieder, nichts ist an seinem Platz. Wichtige Unterlagen sind abgetaucht, kein Papier wurde abgeheftet, einige Projekte wurden gar durch Inkompetenz oder durch das Versäumen einer Frist gefährdet. Dann werden Sie tagelang damit beschäftigt sein, den alten Zustand wiederherzustellen und aufgebrachte Geschäftspartner oder Kunden zu beschwichtigen. Nicht daran zu denken, die Arbeit zügig fortzusetzen. Das würde Sie sicherlich massiv verärgern und Ihre Erholung wäre im Nu dahin.

So wird es Ihrer Frau gehen, wenn sie tagelang Wäsche einsammeln und sortieren muss, Berge von Geschirr zu waschen hat, in den Schultaschen gammelige Brote und überholte

Zettel der Lehrer finden wird: »Bitte denken Sie daran, Ihrem Kind am Donnerstag Regenzeug für den Ausflug mitzugeben!« Und nun ist Samstag und das Kind hustet schon. Aha, deshalb.

> **So nicht: Ordnung ist keine Frauensache!**
> Selbst Hausmänner haben ein anderes Verständnis von Ordnung und Sauberkeit als Hausfrauen. Sie sind nachgewiesenermaßen weit lockerer – oder auch nachlässiger –, wenn es ans Aufräumen geht. Oft übernehmen die berufstätigen Frauen nach Feierabend noch den Putzdienst.

Wie, werden Sie vielleicht denken, was soll ich denn noch alles machen? Reicht es nicht, dass ich auf die Kinder aufgepasst und ein paar Tage von meinem Urlaub geopfert habe? Ein kleines bisschen will ich mich doch auch mal erholen! Leider nein, das reicht nicht. Aber es gibt Lösungen.

Das Phänomen des Spiegeleis

Bewundernswert finde ich Männer, die das Braten eines Spiegeleis zur Meditation nutzen: Sie stehen am Herd und sehen dem Ei ganz gelassen beim Braten zu. Ich brate, also bin ich. Zen, oder die Kunst, sich auf eine Tätigkeit zu konzentrieren.

Richtig, das vermindert den Stress. Wir hatten das am Beispiel des Essens bereits erwähnt: Während der Mahlzeiten sollte man essen und nicht spielen oder Zeitung lesen oder die Börsenkurse auf dem Nachrichtenkanal verfolgen.

Doch die Tätigkeiten im Haushalt sind zum einen so zahlreich, zum anderen relativ schlicht, sodass man sehr gut zwei unterschiedliche Beschäftigungen zeitgleich verfolgen kann. Viele Frauen schaffen es ganz ohne Mühe, während des Kochens eben die Spülmaschine auszuräumen. Sie stellen beispielsweise schon mal die Kartoffeln auf und heizen den Backofen vor, räumen dann zügig die Teller und das Besteck aus, mit welchen sie nebenbei schon einmal den Tisch decken können. Was nicht gebraucht wird, wandert in den Schrank, die Spülmaschine ist wieder aufnahmefähig für die nächste Ladung. Im Ofen brutzelt der restliche Braten vom Vortag oder auch das Schlemmerfilet, während noch eben ein Salat zubereitet wird.

Wäsche mit Macken, wie aufgegangene Nähte und lose Knöpfe sind eine lästige Beschäftigung, die aber wunderbar zu erledigen ist, während das Kind sich mit den Hausaufgaben quält. So teilt man ein wenig die Zeit, die mit Unabänderlichem zu verbringen ist, und nutzt sie zugleich.

Vergleichen können Sie das Phänomen mit dem Autofahren: Fahranfänger sind voll und ganz damit beschäftigt, die Gänge nicht zu verwechseln und sanft anzufahren. Sie müssen sich konzentrieren, den Anweisungen des Fahrlehrers zu folgen und kein Schild zu übersehen, genau wie auf Traktoren, Radfahrer und Fußgänger zu achten ist. Da bleibt keine Kapazität für einen Flirt oder ein Telefonat nebenbei. Als routinierter Fahrer können Sie später vielleicht sogar Kaffee trinken, Briefe diktieren oder via Freisprecheinrichtung einen Vertrag aushandeln. Und kommen nebenbei doch von A nach B.

Sehen Sie den Haushalt als ähnliche Herausforderung: Sie können auf die Kinder aufpassen *und* die Sache in Schwung bringen. Bilden Sie einfach ein Team. Bei größeren Familien lassen sich vielleicht sogar zwei Teams bilden: jeweils ein Kleiner spielt mit einem Größeren zusammen. Die erste Aufgabe ist das Aufräumen.

Alles auf seinen Platz: Jedes Team übernimmt einen Raum, in dem es aufräumt. Alles kommt auf seinen Platz! Sachen aus anderen Zimmern werden dorthin zurückgebracht. Wäsche zum Waschen vor die Tür legen, dann die Berge in die Wäschekörbe bringen. Geschirr kommt in die Küche. Rätselhafte Gegenstände, die keiner kennt, können an einem zentralen Platz gesammelt werden. Anschließend spielen Sie gemeinsam: Wer weiß, wem und wohin sie gehören?

Zimmerservice: Ziehen Sie mit einem »Putzwagen« (ein Servierwagen oder ein alter Kinderwagen bestückt mit Putzzeug) von Raum zu Raum. Jeder hat eine Aufgabe. Beispielsweise wischen die Großen erst oben feucht den Staub. Dann die Kleinen unten, während Papa schon einmal die Betten macht und frisch bezieht. Zum Schluss gründlich staubsaugen und fertig ist ein Zimmer! So machen es die Profis im Hotel. Das geht schneller und macht mehr Spaß. Statt Trinkgeld können Sie anschließend eine Schale Pommes oder eine Pizza ausloben.

Waschsalon: Gleich und gleich gesellt sich gerne: Sortieren Sie die Wäscheberge zunächst nach Farben. Weißes nur mit Weißem! Rotes mit Rotem, mit Gelb und Orange. Dunkles Blau mit Grau und Braun und Schwarz. Kinder können helfen.

Pullover und feine Wolle extra!

Dann Temperaturen und Material prüfen (auf die Etiketten sehen: Wolle muss fast immer lauwarm oder gar kalt und von Hand gewaschen werden) und die Waschmaschine füllen. Sie wissen doch, wie das geht, oder?

Schulranzen aufräumen, Picknick packen, Blumen gießen, Post und Telefon … Für die meisten Tätigkeiten lassen sich passende Spiele finden. Sollten Sie es schaffen, die kleinen Prinzen und Prinzessinnen einzubinden, wird sich sicherlich auch Ihre Frau sehr freuen. Das Ziel auf die lange Strecke ist klar: Jeder kümmert sich selbst um seine Sachen.

Seien Sie erfinderisch und kreativ! Genau das wird Männern ja immer zugeschrieben, während die Frauen angeblich trottelig und einfallslos ihrer Routine folgen …

So nicht: Gleichberechtigung ausgewischt!
Am Anfang einer Ehe macht die Hälfte der Männer im Haushalt mit, nach 14 Jahren sind es gerade noch 15 Prozent, wie eine aktuelle Untersuchung der Universität Bamberg festgestellt hat. Bildungsgrad und Karrierestatus der Frau spielen dabei keine Rolle. Diese Entwicklung trifft übrigens auch auf junge Paare zu, die sich ursprünglich eine gleichberechtigte Aufteilung der häuslichen Pflichten zum Ziel gesetzt haben.

Männer, die putzen, sind ein tolles Vorbild für die Kinder. Und sie liegen im Trend! Putzen sei absolut in, sagt die Hamburger Autorin Kathrin Klemp, die zusammen mit einer Kollegin gerade ein umfassendes Werk zum Thema verfasst hat: *Putz dich fit! Glücksmomente mit Schrubber und Co.*

Vielleicht nehmen Männer jedoch lieber einen Dampfdruckreiniger als einen Schrubber? – Der beste Ehemann von allen wurde allerdings gerade vor meinem Arbeitszimmer mit einem herkömmlichen Schrubber gesichtet! Er schrubbte die moosig und damit rutschig gewordenen Holzplanken der Terrasse. Aus freien Stücken!

Die befragten Mütter und Ehefrauen finden Männer, die putzen, übrigens sehr sexy! Während die Herren selbst wohl noch nicht so recht auf den Geschmack gekommen zu sein scheinen. Viele finden Sauberkeit nur wichtig, solange andere sie herstellen.

So geht's: Help!
Delegieren kann eine Alternative sein. Sollten Sie regelmäßig eine Putzhilfe beschäftigen, bitten Sie diese, einmal zusätzlich zu kommen. Sie haben doch die Telefonnummer, oder? Im Zweifelsfall hilft die Job-Vermittlung des Studentenservice, die auch Stundenkräfte vorbeischicken kann.

Prüfen Sie vor ihrer Rückkehr nochmals die neuralgischen Punkte wie den Kühlschrank, die Spülmaschine und das Badezimmer.

Überraschen Sie Ihre Frau! Wenn sie das nächste Mal nach Hause kommt, wird sie ihr blankes Wunder erleben. Alles in Ordnung! Wunderbar! Lassen Sie sich fallen und genießen Sie das Wiedersehen. Wie Sie das hinbekommen haben, kann ja gerne Ihr Geheimnis bleiben.

Checkliste: Rollenspiele!

- Wenn irgend möglich, nehmen Sie die Kinder einmal mit zur Arbeit.
- Frauenwelten, Männerwelten? – Beides kann spannend sein!
- Souveräne Vertretung: Werden Sie zum Haushaltsprofi!
- Organisieren Sie sich geschickt, ordnen Sie die Aufgaben nach Dringlichkeit.
- Beziehen Sie die Kinder in die Arbeit mit ein.

- Zur Not besorgen Sie sich Hilfe.
- Schluss-Check nicht vergessen: Kühlschrank? Müll? Vorräte?
- Alles in Ordnung: Ihre Frau kann kommen!

Ihr Job ist Ihre Sache. Im Prinzip. Doch es gibt Schnittstellen, bei denen Ihre Frau Sie enorm unterstützen kann. Einmal mit im Boot, ist ihre Hilfe unschätzbar.

Arbeit und mehr: das Leben außer Haus

Die Fußballtrainer machen es vor: Ohne Familie geht gar nichts mehr.

Allen voran der Nationaltrainer der letzten Weltmeisterschaft, Jürgen Klinsmann. Egal wie erbärmlich sich seine Kritiker auch aufgeführt haben: er ließ nie einen Zweifel daran, dass sein Lebensmittelpunkt in Kalifornien liegt. Da, wo seine Frau und die beiden kleinen Kinder leben. Klinsmann nahm die Strapazen ständiger Fernflüge und Zeitumstellungen auf sich, um trotz seines Mörderjobs vor der Weltmeisterschaft so viel Zeit wie möglich bei seiner Familie zu verbringen. Er verlangte weder, dass die Kinder den Kindergarten, die Schule und die vertraute Umgebung verlassen, noch dass seine amerikanische Frau mit ihm in Deutschland leben sollte. Zumal jeder Trainerjob einen Tanz auf dem Vulkan darstellt. Schneller, als man sich umsehen kann, ist man abgesägt und der gesamte Ortswechsel wäre eine unnötige Belastung gewesen.

So geht's: Schutz der Privatsphäre
Wer mit seinem Job in der Öffentlichkeit steht, hat nicht nur ein Recht, sondern auch die Pflicht, seine Familie zu schützen. Kinder und Ehefrau abzuschirmen ist deshalb absolut legitim: Auch wenn es manchen Boulevardzeitungen überhaupt nicht passt, kann die Berichterstattung über private und persönliche Angelegenheiten sowie der Abdruck von Fotos der Familie verboten werden.

Nicht wegen ausbleibender Torerfolge, sondern wegen eines falsch eingeschätzten Trainermeetings wäre es fast so weit gewesen: Angeführt von Franz Beckenbauer, sammelten sich etliche Bundesligatrainer und die vereinte Bild-Presse zum großen Halali! »So viele Termine hat er ja nicht. Da muss er einfach da sein«, bellte Beckenbauer in jedes bereitstehende Mikrophon. Es wurde bereits laut über einen Nachfolger spekuliert. Doch letztlich schien das Risiko so kurz vor dem Turnier größer als der mögliche Gewinn. Also blieb der Nationaltrainer Nationaltrainer, auch wenn seine moderne partnerschaftliche Haltung – seiner Familie gegenüber – ihn beinahe den Job gekostet hätte.

Entscheidungen im Job – für die Familie

Die Zeiten, in denen der Ehemann als »Familienoberhaupt« schalten und walten konnte, wie er wollte, sind vorbei. Moderne Männer lassen sich von der Firma oder dem Diktat der Karriere nicht mehr so einfach herumkommandieren. Denn immer mehr Männer haben ein großes Interesse daran, Job und Familie unter einen Hut zu bringen. Das ist toll und ein gutes Vorbild für andere, die vielleicht nicht ganz so unabhängig entscheiden können wie Jürgen Klinsmann.

Nachdem die deutsche Mannschaft im Sommer 2006 den dritten Platz gewonnen hatte, war auch die Presse wieder am Jubeln, egal was sie zuvor geschrieben hatte. »Danke, Klinsi!«, hieß es überall in großen Lettern und »Liebe Debbie, sag doch bitte JAAA!!«, als es um die Verlängerung des Vertrags ging. Klinsmann entschied sich wieder für die Familie. Er sagte: »Man kann so einen Job nicht mit einer Ehe und zwei kleinen Kindern verbinden.« Es sei vereinbart worden, dass »wir als Familie dieses Leben der vergangenen zwei Jahre nicht weiterleben wollen«, sagte er der *Süddeutschen Zeitung*.

Ganz neue Töne, zumindest im Fußball. Im Februar 2007 wird Felix Magath in München abgesägt. Kurz schaute er in Hamburg vorbei, um sich das Angebot des Sportvereins anzusehen, war aber blitzartig wieder in München, wo er mit seiner Frau drei kleine Kinder hat. Er hatte schon zum Weihnachtsfest zu Protokoll gegeben: »Meine Frau legt sehr viel Wert auf Familie, auf Zusammenhalt. Sie ist diejenige, die mein Verhalten zu Hause bestimmt.«

Zehn Jahre zuvor wäre er dafür sicherlich als Weichei abgestraft worden! Zum Interview mit dem Magazin *Stern* nach seinem Rauswurf (7/2007) bringt er übrigens seine Frau mit, denn er hatte eigentlich versprochen, an diesem Abend mit ihr essen zu gehen. Und der gute Ehemann hält bekanntlich, was er verspricht. Also speisen die beiden bei Schuhbeck's, gemeinsam mit dem Reporter. Das war sicherlich nicht genau das, was sich seine Frau vorgestellt hat. Aber absolut in Ordnung, zeigt es doch auch, dass seine Frau eine maßgebliche Rolle in seinem Leben spielt. Sie kann selbstverständlich dabei sein, denn die Entscheidungen waren abgesprochen.

Das sind Männer! Die Prioritäten sind klar.

Die zweite Lösung

Vielleicht wollen Sie nun einwenden, dass sich Topverdiener solche Freiheiten auch leisten können. Aber Sie können das auch, wenn Ihnen Ihre Frau und Ihre Familie wichtig sind. Denn es gibt immer eine zweite Lösung, selbst wenn die Firma von Ihnen verlangen sollte, eben einige Monate nach Japan zu gehen.

Auch für Sie ist es in Jobfragen ein enormer Vorteil, verheiratet zu sein. Zumindest gibt es Ihnen die Möglichkeit, um Bedenkzeit zu bitten: »Sie werden verstehen, dass ich diese Entscheidung mit meiner Frau besprechen muss!« Selbst wenn Ihr Chef das nicht verstehen sollte, weil er ein Vertreter der alten Garde ist, wird er nicht umhin können, Ihnen die Bedenkzeit einzuräumen. Sie haben zugleich die Chance gewonnen zu verhandeln: Was ist es der Firma denn wert, dass Sie den Job übernehmen?

Manche Posten sind auch so konzipiert, dass eine Ehefrau geradezu erwartet wird. Neben dem Herrn ist eine Frau Bürgermeister erwünscht, neben dem Bankdirektor eine Frau Direktorin. Okay, in manchen Städten kann man als Stadtoberhaupt sogar schwul und stolz darauf sein, die Regel ist es nach wie vor nicht. Soll die Frau an Ihrer Seite also mitspielen, den Wahlkampf unterstützen und gesellschaftliche Pflichten übernehmen (beispielsweise Schiffe taufen, Kleinkinder tätscheln, in Abendrobe Walzer tanzen), muss sie ganz selbstverständlich einverstanden sein. Logisch, dass Sie auch weniger bedeutende Entscheidungen wie Abendtermine – zumal wenn Sie die Gastgeber sein sollten – mit ihr abstimmen!

Wie sind also die Rahmenbedingungen für Ihren neuen Job? Was konnten Sie aushandeln? Wenn Sie zusagen sollten, kann am neuen Einsatzort möglicherweise ebenfalls eine Stelle für Ihre Frau geschaffen werden. Vielleicht werden Sie während eines Auslandsaufenthalts auch so viel verdienen, dass sich Ihre Frau so lange unbezahlten Urlaub nehmen kann. – Und natürlich könnten Sie das Angebot ausschlagen. Wie auch immer Sie sich entscheiden: Es gibt immer eine zweite Lösung.

Vielleicht wird man es Ihnen übelnehmen, wenn Sie ein Angebot aus privaten Gründen ablehnen. Vielleicht lässt eine Beförderung auf sich warten, vielleicht werden Sie eine Zeit lang bei verantwortungsvollen Aufgaben übergangen. Doch damit können Sie leben, denn auch die Firma weiß: Letztlich ist ein intaktes Privatleben entscheidend für die Zufriedenheit und damit die Leistungsbereitschaft der Mitarbeiter.

Sollten Sie jedoch bereit sein, umzuziehen, kann man Ihnen professionelle Unterstützung anbieten: Es gibt Umzugsfirmen, die vor Ort neue Schulen für die Kinder sondieren, Wohnungen aussuchen, Behördenkram erledigen. Sie organisieren auch Komplettumzüge mit Einpacken, Lampen- und Geräteservice und wieder Auspacken. Alles nur eine Frage des Geldes. Und der Kooperation. Wenn Sie die Entscheidung gemeinsam getroffen haben, wird Ihre Frau hinter Ihnen stehen und Sie unterstützen.

Ein- und Auskommen

»Eine deutliche Mehrheit der Männer glaubt, dass Frauen von ihnen einen guten Verdienst, einen Universitätsabschluss, ein tolles Auto, einen muskulösen Körper und teure Geschenke erwarten«, sagt die Soziologin Nina Baur. Sie leitete im Auftrag der Katholischen Universität Eichstätt-Ingolstadt eine umfangreiche Studie, für die 709 Männer und Frauen befragt wurden. Auffälligstes Ergebnis: Das Männerbild von Frauen und Männern unterscheidet sich sehr.

Während Männer glauben, dass sie gut verdienen müssten, um anerkannt zu werden, ist das nur jeder dritten Frau wichtig. Teure Geschenke wünscht sich nur jede sechste, und nur jeder zehnten bedeutet es etwas, dass ihr Partner ein teures Auto fährt. Frauen sind weit weniger materiell eingestellt, als Männer üblicherweise glauben. Entscheidend sind für Frauen andere Werte: Er soll vor allem Humor haben und kinderlieb sein: »75 Prozent der befragten Frauen finden Männer unattraktiv, die keine Kinder mögen, 60 Prozent der Frauen halten solche Männer sogar für sehr unattraktiv«, so die Soziologin.

Ein attraktiver Mann soll nach Ansicht der Frauen also gerne Vater werden wollen, was übrigens nur 40 Prozent der Männer glauben. Nina Baur: »Die meisten Männer haben in der Studie gesagt, dass ein Mann erst dann eine Familie gründen soll, wenn er sie auch gut ernähren kann, wenn er also mit seiner Karriere weit fortgeschritten ist. In der ›Generation Praktikum‹ ist das oft erst Mitte oder sogar Ende dreißig der Fall. Da kann es für ihre Partnerinnen vielleicht schon zu spät sein.«

Wenn Sie also überlegen, erst noch eine Promotion abzuschließen oder eine weitere Fortbildung zu machen, bevor Sie sich ins Berufsleben stürzen, um dann irgendwann einmal Kinder zu haben, sollten Sie auch die Zeitschiene bedenken. Denn wer als Berufsanfänger schon über dreißig ist, hat oft sogar schlechtere Chancen auf dem Arbeitsmarkt: Bei einem Überangebot an Theorie wird man Ihnen dann ein Praxisdefizit vorwerfen. Und nicht nur der Einstieg in den Job wird nicht unbedingt leichter, auch der Einstieg in die Familiengründung klappt nicht immer, wie man es sich vorstellt.

So geht's: Kinder vor Karriere
Sie müssen keineswegs auf dem Höhepunkt Ihrer Karriere angelangt sein, bevor Sie Vater werden. Wenn Sie sich entscheiden müssen, was wichtiger ist, entscheiden Sie sich besser bald für Kinder. Karriere machen können Sie dann immer noch, mit dem Nachwuchs wird es irgendwann schwieriger.

Auch wenn Sie bereits Kinder haben: Die Prioritäten zeigen sich in der Untersuchung absolut klar. So werden sich viele Frauen auch gegen einen Karriereschritt des Mannes aussprechen, wenn er mit enormen Nachteilen für die Kinder einhergeht. Doch ist es immer eine Frage der Abstimmung: Wenn Sie den angebotenen Job um Klassen attraktiver finden und sich mit den neuen Aufgaben viel wohler fühlen als mit den bisherigen, wird Ihre Frau sicherlich die letzte sein, die Sie davon abhalten wird. Wichtig ist es jedoch, sie einzubeziehen. Ein grober Fauxpas ist es heute, berufliche Fragen allein zu entscheiden und sie vor vollendete Tatsachen zu stellen.

Zumal wenn Kinder da sind, kann es keine einsamen Entscheidungen mehr geben. Eine meiner besten Freundinnen zog wegen ihres Mannes von Barcelona nach Heidelberg. Dann ging sie mit ihm für zwei Jahre nach North Carolina. Nach weiteren drei Jahren in Basel folgten vier in Kairo, bevor sie zurück in die Schweiz zogen. Allerdings nicht nach Basel, sondern in die französische Schweiz. Die Kinder, inzwischen waren es zwei, lernten nach Spanisch, Deutsch und Arabisch dort Französisch, bevor sie wieder auf neue Schulen in der deutschen Schweiz kamen. Dort, in einer dritten Schweizer Stadt, ist vorerst Schluss mit dem Nomadenleben: »Hier bleiben wir jetzt, zumindest bis die beiden die Schulen abgeschlossen haben«, sagt sie mit großem Nachdruck.

Dieser Entschluss führte dazu, dass zurzeit eine Wochenend-Ehe geführt wird. Denn nicht immer geht alles so glatt, wie man sich das vorgestellt hat. Nicht immer kann man einen Job genau dort finden, wo gerade der Familienmittelpunkt ist. Zumal die Situation in der Wirtschaft sich während der letzten Jahre durch Firmenfusionen und die Auslagerung von Arbeitsplätzen verschärft hat.

Umso wichtiger, stets eine akzeptable Lösung für alle zu finden. Der gute Ehemann weiß um die Verantwortung für seine Familie. So kann es passieren, dass Sie möglicherweise nicht immer Ihren Traumjob finden können. Doch wenn Sie mit Ihrer Traumfrau verheiratet sind und wunderbare Kinder haben, werden diese Ihnen ganz selbstverständlich wichtiger sein.

Von Träumern und ewigen Studenten

Dass Frauen ein hohes Einkommen weniger wichtig ist, als Männer glauben, heißt nun nicht, dass das Einkommen vollkommen irrelevant wäre. Selbstverständlich ist es auch kein schöner Zustand für eine Familie, immer von der Hand in den Mund zu leben. Es ist für Kinder belastend, wenn in ihrer Familie grundsätzlich nie Geld vorhanden ist. Ein kleines Mädchen, das ich kenne, bekam ein Meerschweinchen geschenkt. Doch es gab kein Geld, dem Meerschweinchen einen Käfig und Futter zu kaufen. Da mussten schon wieder die Großeltern aushelfen, die eigentlich immer aushelfen müssen. Egal, ob man ein Paar neue Schuhe, einen Schulranzen oder so etwas ungeheuer Großes wie eine neue Waschmaschine braucht.

Der Vater, übrigens derselbe, der als Student seinen Flur

zum Wertstoffhof erklärt hatte, hält herkömmliche Erwerbsarbeit für unter seiner Würde: Firmen haben ihm zu starre Strukturen, allein die Arbeitszeiten erlauben kein kreatives Arbeiten und keine Selbstverwirklichung. So meint er.

So nicht: Die Bewerbung
Wer es nicht schafft, zumindest für ein Bewerbungsfoto einen vernünftigen Sakko anzuziehen, muss sich nicht wundern, wenn er niemals eingeladen wird. Zumal, wenn dem Anschreiben zu entnehmen ist, dass man sich quasi gegen seinen Willen gezwungen sieht, schnöder Erwerbsarbeit nachzugehen.

Leider werden die wenigsten Menschen dafür bezahlt, dass sie sich selbst verwirklichen. Solch wertvolle Tätigkeiten wie das Entwerfen von gesellschaftlichen Utopien oder das Experimentieren mit hierarchiefreien Kommunikationsstrukturen werden in unserer Wirtschaft selten honoriert. Dies können sich erst Professoren leisten, die durch Fleiß und Geschick irgendwann einmal an eine C3-Stelle geraten sind. Dann lässt sich das vielleicht umsetzen. Doch direkt nach dem Studium sind derlei Beschäftigungen eher weniger gefragt.

Wer sich grundsätzlich weigert, finanzielle Verantwortung für die Familie zu übernehmen, ist kein guter Ehemann. Da kann er noch so nett und kinderlieb sein. Es ist absolut unfair, die Rollen ohne klare Absprache einfach zu tauschen und der guten Ehefrau die gesamte Bürde der Erwerbsarbeit aufzuladen. Dazu die Verantwortung für alles Organisatorische und Praktische, wie Handwerksarbeiten oder die Bewirtung von Besuch zum Kindergeburtstag.

So nicht: Künstlerleben!
Hier und da mag es Frauen geben, die sich den Luxus eines freischaffenden Ehemanns mit minimalen Gagen leisten können. Die meisten, die ich kenne, beißen sich eher notgedrungen durch und finden es enorm belastend, nahezu das gesamte Familieneinkommen alleine verdienen zu müssen. Da kann er noch so schön singen oder zeichnen.

Der ewige Student hält meist auch eine Bohrmaschine für kalt und menschenfeindlich. Und für viel zu prosaisch, um sich damit einmal auseinanderzusetzen. Auch das ist eine Fehleinschätzung, wie die oben zitierte soziologische Untersuchung ergab: Nur 40 Prozent der Männer glauben, dass Frauen technische Fähigkeiten attraktiv finden. Verkehrt. 66 Prozent der Frauen ist es sehr wichtig, dass ein Mann gut mit technischem Gerät umgehen kann, also zum Beispiel einen Fön reparieren oder eine Lampe anschließen! Das sind immerhin zwei von drei Frauen!

Also lernen Sie bohren und dübeln. Und wenn die Einkünfte nicht ausreichen, fahren Sie im Zweifelsfall Taxi oder arbeiten Sie tatkräftig im Bistro nebenan. Nein, das ist nicht unter Ihrer Würde. Wenn es der Familie ein klein wenig mehr Freiheit ermöglicht, kann auch das schlichte Geldverdienen eine Aufgabe des guten Ehemanns sein.

Der gute Ehemann ist durchaus auch bereit, eine Zeit lang eine weniger spannende Aufgabe zu übernehmen. Vielleicht müssen Sie sich in Ihrem Job mit unfähigen Vorgesetzten herumärgern, vielleicht kommen Sie in der Firma einfach nicht weiter. Sind Sie unzufrieden, suchen Sie sich eine Alternative: Sehen Sie sich diskret nach einer neuen Stelle um, schalten Sie eventuell einen Personalberater ein. Und kündigen Sie erst, wenn eine neue Arbeit gefunden ist. So lange zu warten, ist keine Zumutung, sondern gehört zum Erwachsensein einfach dazu. Sorry.

Checkliste: Entscheidungen im Job – für die Familie

- Karriereschritt oder Kündigung: keine Entscheidung ohne Rücksprache.
- Bitten Sie um Bedenkzeit: Das ist auch ein Vorteil für Sie!
- Der gute Ehemann denkt mit an das Wohl der Familie.
- Geld alleine macht nicht glücklich.
- Aber ohne Geld geht es ebenfalls nicht: Im Zweifelsfall gilt es auch unbequeme Zeiten zu überstehen.
- Bei anhaltender Unzufriedenheit: aktiv Alternativen suchen.

Selbstverständlich fleißig

Ihre Frau kann sich auf Sie verlassen: Ihr Job ist Ihre Sache und den machen Sie so gut wie möglich. Sie arbeiten zuverlässig und kompetent und sorgen für ein bestmögliches Verhältnis zu den Kollegen, Mitarbeitern und Vorgesetzten. Doch das ist sowieso klar, oder?

Für Zweifelsfälle gibt es jede Menge guter Ratgeber. Von den »ersten 100 Tagen im neuen Job« bis hin zum Business-Knigge: *Wie Sie überzeugend auftreten – wie Sie Fehler vermeiden.* Für einen guten Ehemann ist das meist überhaupt kein Problem, sind Sie im Umgang mit Ihren Mitmenschen doch sensibel und aufmerksam. Auch als Chef sind Sie fair und behandeln Ihre Mitarbeiter mit Respekt.

So geht's: Etikette buchen
Sollten Sie sich im Job immer wieder unsicher fühlen, buchen Sie am besten einen Kurs in Business-Knigge. Das macht Spaß und ist erschwinglich. Und was man praktisch erfahren hat, lässt sich viel leichter umsetzen.

Apropos Chef: In leitenden Positionen, zum Beispiel im mittleren Management, sind Überstunden nach wie vor die Regel. Von morgens acht bis abends acht ist für viele ein ganz normaler Arbeitstag. Auch Selbständige wie Ärzte, Rechtsanwälte oder Journalisten kommen in den seltensten Fällen mit einer 40-Stunden-Woche aus, von irgendwelchen gewerkschaftlich garantierten 37,5 Stunden ganz zu schweigen. Auch die Abende sind häufig mit Terminen belegt, die sich einfach nicht vermeiden lassen oder zur Kundenpflege wichtig sind. Dazu kommt die ein oder andere Reise, zur Fortbildung, zum Incentive Meeting, zur Messe oder zum Kongress.

Auch in Handwerksberufen oder in der Landwirtschaft ist die Arbeitsbelastung häufig sehr ungleichmäßig verteilt, je nach Saison und Auftragslage. Wenn es gerade viel zu tun gibt, kann sich selbst der einfache Mitarbeiter nicht entziehen.

Sicherlich kennt Ihre Frau Sie nicht erst seit gestern, sondern schon eine ganze Weile und, kann Ihre Arbeit einschätzen. Sie wird Verständnis für die Phasen besonderer beruflicher Belastungen aufbringen und, solange es geht, zu Hause auszugleichen versuchen. Dabei gilt die Regel: Wenn es nur eine bestimmte Zeit zu überbrücken gilt, ist alles möglich. Bis hin zur Fernbeziehung mit Wochenend-Ehe. Aber ein Ende der Durststrecke sollte immer abzusehen sein. Und nicht auf den Sankt-Nimmerleins-Tag verschoben werden.

Renate, die Ehefrau eines Internisten, hat inzwischen kapituliert: Zuerst war es die Promotion, die den Mann auch am Abend ins Arbeitszimmer zog und zu einem abwesenden Gespenst werden ließ. Körperlich anwesend, aber nicht ansprechbar. Dann folgten mehrere »Papers«, die auf diversen Kongressen zu präsentieren waren und als Fachartikel für den Tagungsband ausgearbeitet werden mussten. Dann stand die Habilitation ins Haus. Diese ganzen Arbeiten wohlgemerkt neben dem laufenden Betrieb mit allen Überstunden und Zusatzschichten in der Klinik. Der Mann verdient nicht schlecht, aber auch nicht brillant. Denn die wissenschaftlichen Meriten zahlen sich möglicherweise erst in der Zukunft aus, wenn endlich die Chefarztstelle frei werden wird. Aber vielleicht auch nicht, weil dann ein Jüngerer schon an ihm vorbeigezogen sein wird.

So nicht: Leere Versprechungen
Nach diesem Kongress (der Messe/der Präsentation) wird alles besser! Wenn Sie solche Sätze sagen, sollten Sie diese auch mit Inhalt füllen. Organisieren Sie nach dem Kongress zumindest einen kurzen Urlaub und eine längere Phase, in der Sie keine zusätzlichen Aufgaben übernehmen.

»Work-Life-Balance« ist ein schönes Schlagwort, das in manchen Berufen noch nicht angekommen zu sein scheint. Da kann der gute Ehemann mitziehen: Je mehr Männer eine Vereinbarkeit von Beruf und Familie einfordern, desto wahrscheinlicher werden Teilzeitmodelle, flexible Arbeitszeiten, Jobsharing, ausreichend Kinderkrippen und Betriebskindergärten. Diesen Kampf alleine den Frauen zu überlassen, ist nicht nur unfair. Es bringt leider auch nicht schnell genug weiter, wie man in oben beschriebenem Beispiel sehen kann. Warum gibt es noch heute in der Topebene so wenige Frauen? Zumal Frauen, die Kinder haben? Die meisten haben niemanden, der ihnen »den Rücken frei hält«. Und das ist eben notwendig bei Jobs, die die Arbeitskraft von mehr als einer Person erfordern.

Aktuell gibt es in Deutschland für weniger als jedes zehnte Kind unter drei Jahren einen Krippenplatz. Zum Vergleich: In Dänemark werden 83 Prozent der Kleinkinder professionell betreut, in Schweden 66 Prozent und in Norwegen 44. Übrigens zum Vorteil der Kinder, wie sich später in den Schulstudien zeigen wird.

Ohne zuverlässige und liebevolle Kinderbetreuung können die wenigsten Frauen ruhigen Gewissens zur Arbeit gehen. Sie beißen in den sauren Apfel und nehmen einen Karriereknick in Kauf. Denn sollte es irgendwann einmal Probleme mit den Kindern geben, werden sich die Mütter die Vorwürfe machen – und zu hören bekommen. Kein Mensch wird den Vater, also Sie, fragen, warum er sich denn nicht rechtzeitig gekümmert hat.

So nicht: 1,5-Personen-Jobs

Auch Frauen schaffen es einfach nicht, sich zu vierteilen. Vom Versuch, einen leitenden Job als Börsenbroker auszufüllen und dabei eine Familie mit zwei kleinen Kindern zu managen, erzählt Allison Pearson in ihrem witzigen und lesenswerten Roman: *Working Mum*.

Auch die wenigsten Männer überstehen die unausgeglichenen Stressjobs gesund und ohne Einbußen: Wenn der Ausgleich in Form von Entspannung und echter Erholung fehlt, wird auch der robusteste Typ darunter leiden – und möglicherweise krank werden. Anhaltende Rückenschmerzen sind das universale Leiden, das als erster wichtiger Hinweis dienen sollte. Häufige Infektionskrankheiten, ein Bandscheibenvorfall, ein Hörsturz oder gar ein Herzinfarkt sind ebenfalls Übel, die mit übermäßiger Stressbelastung eng in Verbindung stehen. Besser ist es also, früher auf seine Gesundheit zu achten und die Schwerpunkte zu verschieben, bevor schwerere Krankheiten auftreten.

Letztlich nutzen Ihnen auch das höhere Einkommen und der Status wenig, wenn Sie mit fünfundfünfzig einen Herzinfarkt erleiden. Also achten Sie auf sich und sorgen Sie für gesunden Ausgleich. Stressmindernd während des Arbeitstages wirken:

- Regelmäßige Pausen: Ab und zu aufstehen, ein paar Schritte gehen. Nach Möglichkeit Fenster aufreißen und tief durchatmen.
- Ausreichend trinken: Klares stilles Wasser oder Tee – am besten Kräutertee. Stressverstärker wie Kaffee meiden.
- Regelmäßig essen: Zusätzlich gesunde Notfallnahrung wie frisches Obst und Nussmischung (»Studentenfutter!«) bereithalten.
- Nicht rauchen!

So geht's: Echte Erholung

Nach Feierabend ist ein Spaziergang angenehm. Noch besser ist eine Runde Ausdauersport: Rudern, Rad fahren, Laufen, Nordic Walking. Was immer Ihnen liegt und mit wenig Aufwand zu organisieren ist, sollten Sie einplanen. Ausdauersport reduziert die Stressbelastung, beugt Haltungsschäden vor und trainiert Herz und Kreislauf.

Natürlich sollten Sie auch die Arbeit selbst so ökonomisch organisieren wie irgend möglich: Ähnliche Arbeiten bündeln, weniger Wichtiges aussieben und delegieren und so weiter. Wer auf Dauer überlastet ist, muss grundsätzlich über eine Verlagerung und Umstrukturierung von Arbeiten nachdenken.

Schatz, es wird später!

Ihre Frau kann sich auf Sie verlassen. Sie kommen selbstverständlich nur später nach Hause, wenn es nicht anders geht. Ob Sie deshalb jedes Mal anrufen sollten, hängt vom Temperament Ihrer Frau an. Meine Freundin Kim ist dabei ganz entspannt: Das merke ich ja, wenn es später wird, sagt sie. Nein, da braucht er nicht jedes Mal anzurufen.

Andere Frauen sind ängstlicher Natur und haben eine blühende Phantasie. Sie sehen ihren Mann bereits in einen schweren Unfall verwickelt und blutend auf der Straße liegen und sorgen sich einfach zu sehr. Dann können Sie mit einem kurzen Anruf für Entspannung sorgen. Vereinbaren Sie am besten ein Zeitfenster: Innerhalb einer halben oder auch ganzen Stunde ist alles okay. Zum Beispiel: Sollte es später als 19 Uhr werden, rufe ich dich an.

So nicht: Akku war leer!
Wer an einem vorsintflutlichen Handy hängt, das nur maximal 24 Stunden Speicherkapazität vorhält, kann sicherlich auch noch einen Münzfernsprecher bedienen! Die Ausreden werden immer schwieriger: Auch ein leistungsfähiges Netz ist inzwischen bis hinauf zum Nordpol vorhanden.

Ich persönlich schätze eine Zwischenmeldung, zumal bei längeren Autofahrten. Sollte sich bereits bei Kassel der zweite lange Stau zusammenballen, freue ich mich über einen Anruf vom nächsten Parkplatz aus. Dann kann ich meine Zeit besser planen – und auch das Abendessen. Gerade wenn abends gekocht wird, sind Verspätungen ärgerlich. Und sicherlich stehen auch Sie nicht dauernd auf Suppen oder Eintöpfe, die sich problemlos warm halten lassen.

Selbst schuld: Heute bleibt die Küche kalt!
Ich kenne mehrere Frauen, die den abendlichen Service eingestellt haben. Wegen der Unzuverlässigkeit des Ehemanns essen sie inzwischen alleine beziehungsweise mit den Kindern. Und er kann dann sehen, ob noch etwas zum Aufwärmen übrig geblieben ist. Auch kein schöner Zustand.

Der rechtzeitige Anruf ist eine aufmerksame Geste. Solange Ihre Frau Ihnen voll und ganz vertraut, hat er meist nur organisatorische Gründe. Sie müssen auch nicht lange begründen, was Sie in der Zeit denn tun. Schließlich sind Sie ihr Mann und nicht ihr Mitarbeiter und müssen nicht über jede Minute Rapport erstatten. Da kann es genügen, wenn Sie sagen, dass Sie noch mit einem Kunden essen gehen.

Doch wenn der Kunde blond und langbeinig ist? Solange Sie nicht durch Dusseligkeit und frühere Verfehlungen Grund zur Eifersucht gegeben haben, wird auch das völlig in Ordnung sein. Im Zweifel für den Angeklagten. Aber wenn nicht? Mehr davon sogleich.

Checkliste: Selbstverständlich fleißig

- Auch im Job sind Sie zuverlässig und loyal.
- Ihre Arbeit organisieren Sie souverän.

- Sie finden zwischen Arbeit und Freizeit ein gesundes Gleichgewicht.
- Nach Stressphasen planen Sie echte Erholung ein.
- Ihre Abendtermine dienen der Arbeit.
- Sollte es später werden: Rufen Sie an!

Vorsicht Falle: Von Betriebsfeiern und Geschäftsreisen

Das passiert nicht nur Boris Becker: In einem unbedachten Moment erwischt ihn die Lust und das Luder. Und ab geht es in die Besenkammer. War nicht »Teambuilding« das Ziel der Tagung? Falls Sie in eine solche Situation geraten sind, haben Sie wohl etwas falsch verstanden!

Zu einem Team gehören üblicherweise mehr als zwei. Nein, das ist jetzt kein Plädoyer für die Gruppenspiele! Solange Sie im Job sind, benehmen Sie sich schlicht untadelig. Denn selbst beim lockeren Betriebsfest sollten Sie immer bedenken: Sie stehen stets unter Beobachtung. Ob von Ihrem Chef, den Kollegen oder Mitarbeitern. Sie wollen keinen Grund zum Büroklatsch liefern und achten natürlich immer darauf, einen kühlen und klaren Kopf zu behalten.

Auch wenn Sie der Chef sind!

Es bekommt keinem Mann, wenn er zu vorgerückter Stunde ins Dekolleté der Praktikantin fällt, wenn er nur noch selbst über seine Witze lachen kann oder wenn er eben aus Schusseligkeit das letzte Tablett voller Gläser vom Tresen fegt. Was für die Vernissage oder den Empfang im privaten Bereich gilt, gilt umso mehr für den beruflichen: Der gute Ehemann hält sich beim Trinken auf jedem Parkett fein zurück.

So geht's: Faken wie die Fürsten!
Wer meint, aus geselligen Gründen mit jedem anstoßen zu müssen, sorgt für gefärbtes Wasser statt Wein im Glas. Der Kapitän und der Kreuzfahrtleiter stoßen mit bayrischen Bierkrügen mit all ihren Gästen an, darin war allerdings lediglich Apfelsaftschorle oder Cola. Und auch der Champagner der Fürstin auf dem Ball der Thronfolger war nur Attrappe.

Wer seinen Alkoholkonsum im Griff hat, beugt Peinlichkeiten vor. Geschützt sind Sie damit auch vor Verbrüderungen, die am nächsten Tag oft zu überflüssigen Unsicherheiten führen: Duzen wir uns nun oder kehren wir stillschweigend mit dem nüchternen Kopf auch wieder zum gepflegten Sie zurück?

Den Feierlichkeiten aller Art ganz wegzubleiben, ist übrigens keine gute Lösung. Zu schnell wird man Sie dann für ungesellig oder arrogant halten. Um hier einmal die Benimm-Expertin Petra Bergemann zu zitieren: »Hingehen, freundlich plaudern, Alkohol in Maßen und Vorsicht bei Dingen, die Ihnen morgen leidtun könnten.«

Die teuflische Tagung

Gefährlicher für den guten und gut aussehenden Ehemann sind Tagungen und Geschäftsreisen. Mehrere Tage lang weit entfernt von der lieben Ehefrau und den lieben Kinderlein, ganz alleine unter lauter Kollegen. Da kann einem schon einmal die neue Mitarbeiterin ins Auge fallen. Oder vielleicht auch die toughe Abteilungsleiterin der Konkurrenz, zu der man eventuell schon aus strategischen Gründen näheren Kontakt halten sollte. Lässt es sich am nächsten Tag dann nicht auch viel einfacher verhandeln?

Oder wie wäre es mit der jungen Oberärztin vom örtlichen Krankenhaus, die wieder so eloquent referiert hat, dass man bald um seinen Posten fürchten muss? Ist es nicht weit schlauer, sich den Feind zum Freund zu machen? (James Bond schafft das doch auch, oder?)

Ob mit oder ohne Hintergedanken: Vielleicht finden Sie die Dame nur enorm reizvoll und können Ihren Blick kaum vom knappen Kostümrock lassen, der hinten so reizvoll geschlitzt ist und bei manchen ihrer Bewegungen an der Flipchart ein klein wenig von ihrem straffen Oberschenkel sehen lässt. – Puh. Jetzt ganz schnell an etwas anderes denken ... wie sieht eigentlich diese Bilanz aus?

Doch da ist sie am Abend schon wieder und sitzt Ihnen just beim Absacker an der Hotelbar gegenüber und dreht den Kugelschreiber so lässig wie lasziv. Warum also nicht hinüberschlendern und ihr das eine oder andere Kompliment machen? Und wenn sie das erwidert und überhaupt nicht abgeneigt scheint, jetzt vielleicht doch noch einen zweiten Drink zu akzeptieren? Denn gerade ist die Stimmung so nett, und der Stress des Tages fällt von Ihnen ab.

So nicht: Naive Kerlchen!

»Aber ich trage doch einen Ehering!«, erklärte mir ein Kollege unlängst und glaubte, damit eine Art Tarnkappe zu tragen: »Da wird mich doch keine anmachen?« – Warum denn nicht? Vielleicht ist sie ja selbst verheiratet und sucht gar keinen Mann fürs Leben. Sondern nur was Nettes für die Nacht?

»*I can resist everything, except temptation*«, erklärte mir einmal ein holländischer Freund. Ich kann allem widerstehen, nur der Versuchung nicht! – Doch wer auch immer angefangen hat oder wer die treibende Kraft war, letztlich gehören zu jedem intensiven Flirt zwei. Und auch zum Seitensprung. Denn Sie wollen als erwachsener Mann doch sicherlich nicht behaupten, dass Sie gegen Ihren erklärten Willen an Ihrem besten Schlips oder dem schütteren Haupthaar in die fremde Höhle, beziehungsweise das verkehrte Hotelzimmer geschleppt wurden. Das glauben Sie ja doch selbst nicht.

Erste Hilfe bei Seitensprüngen

Also, es ist passiert. Und nun? Sicherlich haben Sie zumindest Ihrer Geliebten gegenüber mit offenen Karten gespielt und diese wissen lassen, dass Sie verheiratet sind. Vorher. Und sie ist Ihnen dennoch nicht von der Bettkante gehüpft? Das ist schon einmal gut, denn dann weiß sie hoffentlich bereits, dass es sich um eine absolute Ausnahme, einen Ausrutscher Ihrerseits und damit um einen singulären *One-Night-Stand* gehandelt hat.

Das ist ja wohl das Mindeste! Sie sollen natürlich grundsätzlich die Gebote achten und nicht ehebrechen! Die Regel heißt: keine Seitensprünge. Aber wir wollen realistisch bleiben, es gibt keine Regel ohne Ausnahme. So kann es in extremen Fällen ja durchaus einmal passieren, dass ein Ehemann nicht ganz sattelfest mit seinem Treuegelübde ist. Und nun?

Nun ist es vorbei. Klipp und klar. Keine leeren Versprechungen, kein »ich ruf dich wieder an?« oder gar eine Verabredung fürs nächste Mal (beim nächsten Kongress?). Nein!

Und: Sie haben doch zumindest absolut zuverlässig und ordentlich verhütet? Ja? Das Kondom richtig und rechtzeitig ausgerollt, danach gut festgehalten und sorgfältig entsorgt? Ein Seitensprung ist das eine, seiner Ehefrau davon eventuell auch noch ein Souvenir mitzubringen das andere. Es ist Ihr Job, das Mindeste zu tun, um nicht auch noch als potenzieller Vater eines Besenkammerbabys infrage zu kommen.

Ganz nebenbei erwähnt, haben wir auch immer noch mit gar nicht so seltenen sexuell übertragbaren Krankheiten wie Tripper oder Aids zu kämpfen. Ja, auch unter Heteros kann man sich infizieren.

Sollten Sie nur den leisesten Verdacht hegen, dass dieser Kontakt nicht ganz risikolos war, müssen Sie leider sofort beichten. Und sich in Keuschheit üben (oder stets Kondome nehmen), bis sich nachweislich gezeigt hat, dass Sie gesund sind. Leider kann man eine HIV-Infektion erst nach etwa drei Monaten sicher ausschließen.

So nicht: Dumm gelaufen!
Ein Ehemann ließ sich auf einem Kurztrip mit Freunden gehen und von einer Prostituierten abschleppen, die nicht auf einem Gummi bestand. Zum Glück fiel ihm danach wieder ein, wie riskant das war, und er ging zum Gesundheitsamt. Nach einigen Wochen wurde der zweite Test gemacht, er hatte sich wie befürchtet mit HIV infiziert. Doch Sie werden es nicht glauben: Seine Frau hat ihm verziehen.

Sollten Sie zumindest auf diesem Gebiet sicher sein, kann ich nur eines raten: Vergessen Sie schnell und halten Sie die Klappe! Wenn es Ihnen wirklich nichts bedeutet hat, brauchen Sie auch keinen Wind zu machen. Verwechseln Sie Ihre Frau keinesfalls mit Ihrem Beichtvater: Bei ihr werden Sie nicht mit fünf Vaterunser und zwei Ave-Maria davonkommen.

Sollte es Ihnen allerdings wirklich nichts bedeutet haben, hätten Sie es vielleicht ja auch lassen können, oder?

Vielleicht fühlen Sie sich einfach wohler und angenehm stark, wenn Sie beim nächsten Mal der Versuchung widerstehen und es bei einem unverbindlichen Flirt belassen. Appetit holen ist okay: Sie sind ein attraktiver Mann! Sie könnten dann zum Beispiel alleine zurück in Ihr Hotelzimmer gehen, noch eine erfrischende Dusche nehmen und, da es ja noch gar nicht so spät ist, Ihre Frau anrufen. Flirten Sie mit der besten Ehefrau von allen, erzählen Sie ihr heiße Geschichten, machen Sie sie wild. Und dann träumen Sie schön und freuen sich auf ein unbeschwertes Wiedersehen!

Risiken und Nebenwirkungen

Was in einer langen Nacht oft attraktiv und leicht erscheint, zieht manchmal doch einen ganzen Schweif an unerwünschten Nebenwirkungen hinterher. Auch wenn Sie das vielleicht nicht wahrhaben mögen, wird ein Seitensprung selbst dem abgebrühtesten Don Juan eine Spur von schlechtem Gewissen beibringen. Der Satz »Mit dir hat das doch gar nichts zu tun« ist einfach eine Lüge. Sie sind ein und derselbe Kerl. Und keine gespaltene Persönlichkeit.

Sollte die Sache durch eine Unachtsamkeit doch auffliegen, werden Sie Ihren Vertrauensspielraum auf lange Zeit eingebüßt haben: Sie können es Ihrer Frau dann kaum verdenken, wenn sie in Zukunft penible Protokolle verlangen sollte. Falls Sie Ihnen überhaupt verzeiht, was nun auch nicht sicher ist.

So nicht: Gleiches Recht für alle!
Erstaunlicherweise zeichnen sich untreue Ehemänner oft durch enorme Eifersucht aus. Sie sind keineswegs toleranter als andere, wenn es um die Eskapaden ihrer Frau geht. Im Gegenteil: Sie zetern herum und machen Szenen. Wenn Sie es selbst in Treuefragen nicht besonders genau nehmen, müssen Sie diese Freiheiten natürlich auch Ihrer Frau zugestehen.

Das unterschiedliche Verständnis von Treue zeitigt übrigens die erstaunlichsten Blüten. Am tollsten trieb es ein bekannter Frauenarzt, der dem Priesteramt nur knapp entflohen war. Während seiner Seitensprünge zog er immer den Ehering vom Finger: Er fühle sich dann weniger verheiratet, meinte er dazu.

Also nochmals zur Zusammenfassung. Zu Nebenwirkungen fragen Sie Ihre Frau oder die Autorin.

Seitensprünge können:

- Ihre Beziehung gefährden.
- Zu – von Ihrer Seite aus unerwünschten – Kindern führen.
- Krankheiten übertragen.

Vielleicht sonnen Sie sich doch lieber in dem wunderbaren Gefühl, ein begehrenswerter Mann zu sein? Und dann lassen Sie es einfach.

Checkliste: Von Betriebsfeiern und Tagungen

- Auf Betriebsfeiern halten Sie sich mit Alkohol zurück.
- Kontakte zu Kolleginnen bleiben kollegial.

- Genießen Sie das Gefühl, begehrenswert zu sein.
- Am sichersten ist der Sex, der nicht stattfindet.
- Finden Sie bei Tagungen rechtzeitig Ihr Hotelzimmer wieder.
- Freuen Sie sich unbeschwert auf zu Hause.

Geld oder Leben?

Sind Sie von Beruf Sohn und Erbe? Fein. Dann müssen Sie sich nicht entscheiden.

Alle anderen arbeiten üblicherweise hart für die Kröten, die sie ausgeben können. Und stehen damit immer wieder vor der schwierigen Frage: Wie viel möchte ich arbeiten? Wie viel Zeit und Raum soll der Job in meinem Leben einnehmen? Manchmal ist es wie ein Sog: Es läuft so gut, dass Sie befördert werden. Wieder ist eine enorme Anstrengung nötig, um die neuen Aufgaben in den Griff zu bekommen. Überstunden, Extra-Schichten, Tagungen. Kaum läuft es wieder rund, wird Ihnen der nächste Karriereschritt angeboten. Eine Spirale, der Sie sich nur schwer entziehen können. Wird Ihnen der Aufstieg doch meist auch versilbert.

Sie können sich finanziell mehr leisten, aber der Preis ist oft hoch. Nicht nur Prominente, wie beispielsweise der Schauspieler Jürgen Prochnow, 64, ziehen irgendwann bittere Bilanz. Er macht seine Karriere für das Scheitern seiner Ehe verantwortlich. »Wahrscheinlich habe ich mich aus Sicht meiner Frau durch den Erfolg von ihr entfernt, obwohl ich das nicht wollte«, sagte er der *Bunten*. Und er gab zu, die Mutter seiner beiden Kinder an ihrer eigenen Karriere gehindert zu haben.

Sie habe damals auf die Filmhochschule gehen wollen: »Ich habe mich durchgesetzt, und sie ist bei den Kindern geblieben.«

Also gilt es immer wieder, die Werte neu zu bestimmen. Am besten gemeinsam mit Ihrer Frau: Was sind wir bereit, für das Geld zu tun? Wie wichtig ist uns die Karriere? Wie wichtig ist das Finanzielle?

Häufig kulminiert die Diskussion in der Frage des Wohnens: Mieten oder Kaufen? Als Ehemann und guter Vater haben Sie vielleicht auch den Spruch verinnerlicht: Ein Mann sollte ein Haus bauen, einen Baum pflanzen und ein Kind zeugen.

Okay, wollen Sie das beide? Und wie hoch ist der Preis dafür? In welche Abhängigkeit begeben Sie sich durch diese Entscheidung? Bei einer übersichtlichen Finanzdecke ist einiges zu bedenken.

Mieten oder kaufen?

Wer eine ansprechende und geräumige Wohnung gemietet hat, kommt leicht ins Grübeln: Warum eigentlich dem Vermieter dieses ganze Geld in den Rachen werfen?

Und ist eine Immobilie heute nicht die beste Altersversorgung? Was kann Besseres passieren, als später einmal im eigenen, abbezahlten Haus zu wohnen? Oder zumindest die Eigentumswohnung als Sicherheit zu haben?

Also nichts wie los: »Schaffe, schaffe, Häusle bauen«, wie die Schwaben es gelernt haben? Nichts wie los, wenn Sie zufällig höherer Beamter, Kaufhauserbe oder Großgrundbesitzer sind. Wenn Sie also über ausreichend Eigenkapital und ein sicheres Einkommen verfügen. Vielleicht müssen Sie Ihr Vermögen auch nur ein wenig umschichten? Sagen wir einmal, das Ferienhaus im Tessin oder die Dreizimmerwohnung in

Schwabing veräußern, um die Villa in Blankenese bequemer finanzieren zu können …

Vielleicht sind Ihnen solche Planspiele jedoch fremd und Sie setzen sich wie die meisten Menschen mit Ihrem Bankberater zusammen, um eine fundierte Finanzierung zu entwerfen. Kalkulieren Sie die Kaufsumme dabei großzügig: Optimismus ist okay, nicht jedoch bei der Baufinanzierung. Kostenvoranschläge werden in der Endabrechnung üblicherweise über- und nicht unterboten. Planen Sie mit eigenen Mitteln, und nicht mit eventuellen, von denen Sie hoffen, diese noch passend von den Eltern oder Großeltern geschenkt zu bekommen oder zu erben. Solche Wackelpartien belasten unnötig.

Wenn die Finanzdecke zu dünn ist, nehmen Sie Abstand vom Projekt. Mit einer Mietwohnung sind Sie flexibler und können genauso angenehm leben. Vielleicht ist ein späterer Zeitpunkt günstiger für Eigenes, wenn Sie mehr Sicherheiten und Rücklagen haben werden.

So nicht: Vertrackte Eigenleistung

Die Zeiten, als die Nachbarn alle mit anpackten, um den Rohbau hochzuziehen, sind vorbei. Planen Sie mit Firmen, die über Renommee und Erfahrung verfügen. Nur diese bieten eine Gewährleistung für ihre Arbeit. Pfusch am Bau kommt leider häufig vor und hat schon viele Träume zerstört. Auch Sie selbst sollten Ihre verfügbare Zeit und Ihre handwerklichen Fähigkeiten realistisch einschätzen.

Eigene Bauprojekte sollten Sie absichern, so gründlich es eben geht. Bei Schnäppchenpreisen auf dem Grundstücksmarkt ist absolute Vorsicht geboten. Warum wird dieses Grundstück unter dem üblichen Quadratmeterpreis der Gegend angeboten? Hier nur einige Möglichkeiten:

- Das Grundstück liegt auf einer geologischen Verwerfungslinie, wie es sie zum Beispiel am Oberrheingraben gibt. Bei den Nachbarn sind schon bedenkliche Risse in den Wänden aufgetreten, Fundamente mussten nachträglich kostspielig gesichert werden. In geologisch aktiven Gegenden deshalb Gutachten einholen.
- Der Boden ist mit chemischen Schadstoffen vergiftet. Das können Altlasten von Baggerschlick aus verseuchten Gewässern, von früheren Gas- oder Chemiefabriken sein, die den Wert der Grundstücke mindern. Wenn denn überhaupt noch gebaut werden darf. Frühere Nutzung checken, eventuell Bodenproben analysieren lassen.
- Ein Kern- oder Heizkraftwerk arbeitet vis-à-vis. Oder eine Mülldeponie ist nebenan, die ab und zu merkwürdig zu riechen beginnt. Manchmal reicht auch schon ein großer Hof mit Schweine- oder Rinderzucht, um die Luft zu verpesten.
- Die Gegend ist als Ausweichgelände für einen Flughafenneubau im Gespräch.

In jedem Fall: Bebauungspläne der Gemeinde einsehen. Wie soll sich die Gegend entwickeln? Welche Projekte sind in der Nachbarschaft geplant? So schnell, wie heute ein neues Industriegebiet mit Möbelriesen, Discountern und Frachtcentern hochgezogen wird, kann man kaum schauen.

Das Leben in Ruinen

Auch wenn die Autorin hier wirkt wie ein alter Uhu: Ihre Ritterlichkeit in Ehren, Realismus ist besser!

Ich kenne Familien, die in Denkmälern leben. In Baudenkmälern. Einzelne Zimmer wurden bereits restauriert, in denen es sich einigermaßen gemütlich leben lässt. Doch das Treppenhaus ist noch eine kühle Gruft, die Heizen gänzlich unsinnig erscheinen lässt. Das Fundament unter dem Balkon sackt weg, und ein dicker Riss in der Wand zieht sich vom Dach bis hinunter zu den Apfelkisten.

Bei anderen Familien bricht gerade die Heizungsanlage zusammen, während die Kellerwände noch keinen Putz und keine Farbe abbekommen haben. Das zweite Bad ist ebenfalls noch im Rohbau und die Küche ein einziges Provisorium.

Geschichten aus dem Wienerwald? Nein, aus Deutschland im 21. Jahrhundert. Denn die wenigsten guten Ehemänner sind gleichzeitig erfahrene Baumeister, die locker eine realistische Wertermittlung erstellen können. Auch mit Secondhand-Objekten kann man üble Pleiten erleben.

Wenn Sie also Spaß an einer Immobilie haben: Planen Sie den Finanzrahmen üppig. Berechnen Sie dumme Missgeschicke beim Bau oder Umbau einfach mit ein, und freuen Sie sich, wenn Sie nicht eintreffen.

Dann haben Sie Geld gespart, mit dem Sie zur Erholung nach dem Umzug verreisen können! Herrlich.

So nicht: Heizung oder Hose?

Das frei zur Verfügung stehende monatliche Einkommen sollte immer noch ausreichen, um einigermaßen bequem leben zu können. Für Kinder ist es sehr belastend, wenn jeder ihrer Wünsche abschlägig beschieden wird: Nein, du kannst keine neue Hose bekommen, wir müssen eine neue Heizung kaufen!

Fazit: Bauen oder kaufen sollten Sie nur, wenn es Ihnen leichtfällt und Ihre Finanzdecke dick genug ist. Investieren Sie höchstens in Ruinen, wenn Sie Architekt oder Handwerker mit eigener Firma sind und genau wissen, was Sie erwartet.

Nicht immer läuft es wie geschmiert

Jede Finanzierung geht davon aus, dass es beruflich so gut weiterlaufen wird wie bisher. Doch dummerweise kann auf der Strecke eine Menge passieren, egal, wie klug Sie sich verhalten.

Firmenübernahmen und -pleiten, Verkäufe selbst von städtischen oder bislang staatlichen Betrieben, neue Eigentümer und neue Chefs. Auch wer selbständig ist, ist gegen Pleiten nicht gefeit: Was heute noch ein begehrtes Produkt darstellt, kann morgen bereits veraltet sein. Sicherlich sind Sie flexibel und kompetent genug, sich rechtzeitig umzustellen und Änderungen so frühzeitig zu erkennen, dass Sie noch gegensteuern können.

Trotzdem: Manchmal sieht man das Unglück kommen und kann dennoch absolut nichts machen. Der Karren fährt an die Wand. Falsche Berater, falsche Pferde?

Wenn Sie erkennen können, dass es Schwierigkeiten geben könnte: Sprechen Sie rechtzeitig mit Ihrer Frau! Sie sind ein Team, und wenn einer aus der Kurve getragen wird, kann vielleicht der andere übernehmen. Sie wird Sie sicherlich unterstützen, was auch immer für Schwierigkeiten auftreten können: Wenn sie denn davon weiß.

Ziemlich dumm gelaufen ist es, wenn die Kreditkarte nicht mehr akzeptiert wird oder Ihre EC-Karte im Automaten verschwindet. Ach, unsere Firma ist bankrott? Schade eigentlich.

Das Mindeste: Selbstverständlich trennen Sie Privat- von Geschäftsvermögen so sauber, dass das Privatleben geschützt ist. Kredite für die Firma sind Firmensache. Nein, Ihre Frau lassen Sie nicht bürgen. Der Gentleman haftet selbst für seine Geschäfte. Und schließen Sie eine vernünftige Lebensversicherung ab. *Shit happens.* Dass Sie diese niemals brauchen werden und dass bei Ihnen alles glattläuft, dafür drücken wir hier bereits alle Daumen!

Checkliste: Geld oder Leben

- Beim Karrieremachen das Leben nicht vergessen!
- Mieten oder Kaufen? Ritterlichkeit ist gut, Realismus ist besser.
- Finanzdecke zu dünn? Projekt vertagen.
- Günstiges Grundstück? Bebauungspläne der Gemeinde checken.
- Eigenleistung kritisch einschätzen!
- Schwierigkeiten einplanen.
- Genügend freie Mittel als Reserve einkalkulieren!

Verständlich, dass Sie es bequem haben wollen. Doch zwischen dem Business-Dreiteiler und dem Feinripp-Unterhemd liegt die Welt. Nicht nur außer Haus zeigt sich der gute Ehemann stets gepflegt und gut gekleidet.

Private Parts: Körperpflege und Intimleben

Beim Besuch einer Moschee wurde der hochrangige Politiker wie alle anderen gebeten, seine Schuhe auszuziehen. Und was offenbarte sich da: löchrige Socken, große Löcher, geradezu kartoffelgroß! Die Nachricht ging durch alle Medien. Wie peinlich. – Hat der Mann denn keine Frau, die auf solche Details achtet?, denkt man da spontan. Oder? Sie nicht?

Fein gekleidet

Nein, Sie wissen genau, dass Ihre Frau keine Kindergärtnerin ist. Sie sind Herr genug, um selbst zu sehen, wann ein Paar Socken seinen Dienst getan hat. Sie packen diese dann nicht in die Wäsche, sondern direkt in den Mülleimer. Und ab und zu finden Sie den Weg in die Strumpfabteilung eines guten Kaufhauses (meist direkt im Erdgeschoss!) und erstehen einige Paare schicker Socken in verschiedenen dunklen Farbtönen, die Sie dann jeweils passend zum Schuhwerk kombinieren können. Ein Tipp: Auch Schuhgeschäfte führen eine kleine, aber feine Auswahl an Markensocken.

Mit solch vorbildlichem Verhalten sind Sie leider eine Ausnahme: Wenn Männer Unterwäsche oder Strümpfe kaufen, dann gerne im Dutzend und vom Grabbeltisch. Im Großmarkt wird nach einem Satz neuer Schraubenschlüssel gefahndet und stolz der 5er-Pack Socken in frischem Zementgrau gefunden. Hausmarke zum absoluten Schnäppchenpreis. Also werden gleich zwei Packungen davon genommen. Jetzt liegen da zehn Paar identische grau gerippte Socken im Schrank.

Er findet das praktisch, ist doch auch bei Einzelexemplaren stets ein zweiter zur Hand. Ihre Frau findet das scheußlich. Denn jetzt werden die grauen Socken getragen, egal ob die Schuhe kastanienbraun, ocker oder anthrazitfarben sind. Und ist sie nicht auch noch selbst schuld, weil sie Sie aufgefordert hat, doch endlich selbst für neue Socken zu sorgen. Und jetzt ist es wieder nicht richtig!

Im Dutzend oder maßgeschneidert

Dieses Sockenverhalten ist symptomatisch. Die meisten Männer gehen beim Einkaufen nach dem Dutzendprinzip vor. Nicht nur bei Würsten (6 Paar) und Bierdosen (2-mal ein Sixpack), nein auch bei den Klamotten: Das halten sie für rationell. T-Shirts werden im gemischten Dreierpack erstanden, auch wenn das königsblaue zwischen dem grauen und dem weißen nur zum nicht vorhandenen Blaumann passen würde.

Zur Jeans, seiner Lieblingshose für 363 Tage im Jahr, passt es auf jeden Fall nicht. Die kauft er mit klaren Anweisungen ans Verkaufspersonal im immer gleichen Geschäft und ohne Anprobieren: »501, 34×34« Dem Mann kommt zugute, dass er sich Zahlen leicht merken kann. Er weiß, dass sich hinter einem »X5« ein bulliger Geländewagen mit idealerweise 4,8 Liter großem V-Achtzylinder-Benzinmotor und 355 PS verbirgt, A8 ist für ihn keine Autobahn, sondern eine Limousine, die den A4 um Längen toppt. Ein Zwölfzylinder natürlich: Double Six.

Ihre Autos haben hingegen Namen, genau wie ihre Klamotten: Panda und Prada, Mini und Marc O'Polo, Golf und Gucci, Jaguar und Armani. Auch die unentbehrliche Begleiterin fürs Handgelenk heißt wie eine Freundin: Peggy oder Ciggy, Kelly oder Kate Bag. Benannt sind die Handtaschen nach Models oder Schauspielerinnen, ihre Namen klingen so vertraut wie die der Designer: Fendi, Louis Vuitton, Rena Lange. Eine sogenannte It-Bag, die Tasche der Saison, kann schon einmal 1500 Euro kosten und ist nur via Warteliste zu ergattern. Ein Statussymbol, genau wie sein neues Fahrzeug. Doch kostet die teuerste Tasche noch immer einen Bruchteil von dem, was er bereit ist, für seinen Wagen auszugeben.

Bei Kleidung und Accessoires schwanken viele Männer zwischen Sparsamkeit und Geiz. Jeans werden schon einmal getragen, bis das blasse Knie durchschimmert, Socken bis ins Stadium eines Emmentalers: Loch an Loch. Unterhosen dürfen verleiert und verfärbt sein und finden doch selten von selbst einen Nachfolger.

Vielleicht werden sie auch deshalb so selten gewechselt, weil sonst der Mangel an funktionstüchtigen Exemplaren ins Auge fällt? – Zehn Prozent aller Briten tragen ihre Unterhosen drei Tage in Folge, wie eine Studie aus Manchester ergab. Fünf Prozent der Befragten gaben sogar zu, die Hosen umzudrehen, um sie einen Tag länger anbehalten zu können!

So nicht: Das graublaue Wunder
Was mancher Mann aus Single-Tagen so in die gemeinsame Wohnung einschleppt, hat schon antiken Reiz. Die gesamte Wäsche hat sich auf Graublau geeinigt, seine Lieblingsfarbe. Wollen Sie auch? Dann immer die Jeans mit in die Waschmaschine packen!

So bringt Ihre Frau Ihnen vielleicht ab und zu einen schicken Slip vom Stadtbummel mit, ein Paar feine Socken oder ein edles Polo-Hemd. Das sollte Sie einerseits erfreuen, ist es doch ein Zeichen von Liebe und Fürsorge. Andererseits könnte es Ihnen zu denken geben: Vielleicht ist sie der Meinung, Sie tragen immer das Gleiche? Das, was ganz obenauf im Kleiderschrank liegt und Ihnen deshalb gleich in die Hand fällt. Vielleicht ist sie aber auch von der Qualität Ihrer No-Name-Produkte nicht ganz überzeugt? – Spätestens, wenn Sie von allen Freunden Ihrer Frau Pullover und Hemden zum Geburtstag geschenkt bekommen, sollten Sie selbst einmal ausgiebig zum Shoppen gehen.

Von Shopping-Monstern und Modejunkies

Wie in der Küche, gibt es natürlich auch hier wieder das reine Gegenteil: Zwischen dem Spiegelei und dem Filet Wellington liegt die Welt. Bei der Bekleidung beobachten wir einerseits die komplette Konsumverweigerung – Männer, die sich nur mit Mühe von ihrer Liebsten in ein Bekleidungsgeschäft schieben lassen und maximal das Sonderangebot erwerben.

Am anderen Ende der Skala lauern die Modejunkies und Shopping-Monster sowie die selbsternannte Elite: Die Fans der Maßschuhe, des Maßanzugs und des maßgeschneiderten

Hemdes. Während letztere Hobbys nur einen guten Schneider erfordern (und etwas Taschengeld), bedingt Ersteres ein ausgefeiltes Know-how und ein gerüttelt Maß an Exzentrik. Ein Vertreter der Maßschuh-Junkies mit Nickname »Hermes« schwärmt im Internet, wie er den optimalen Schuh gefunden hat: »Ein Vickermann & Soya, rahmengenäht, cognacfarben, Rendenbach-Sohle 1 cm …«

Rahmengenäht ist ein absolutes Muss für Insider. Ob man der blanken Schuhsohle mit den sichtbaren Nähten nun eine dünne Schutzsohle überziehen lässt, was kostenbewusste Schuhspezialisten empfehlen, oder sie blank und empfindlich zur Schau stellt, ist eine Frage des Geschmacks und des Geldbeutels. Aber nicht nur. Eine dünne Gummisohle kann die Füße trocken halten, reines Leder zieht Feuchtigkeit. »Klar hab ich meistens nasse und klamme Füße«, bekennt einer im Chatroom, »aber das nehme ich in Kauf.« Ihren Arzt oder Apotheker wird das freuen, Ihre Frau vielleicht weniger.

So nicht: Shopping-Monster

Einzelne Exemplare können es nicht lassen, sie kaufen und kaufen und kaufen: Hemden und Pullover, neue Hosen, Sakkos und Lederjacken. Wenn das Ihr Fall ist, sollten Sie natürlich auch selbst für das Aussortieren der älteren Mode-Generation sorgen. Ich kenne eine Ehefrau, die viel Zeit damit verbringt, Care-Pakete für alle lieben Bekannten zu packen, um dem Überfluss im Kleiderschrank zu begegnen.

Echte Kerle pflegen ihre Rahmengenähten übrigens so sorgfältig wie ihre Boliden, mit feinen Cremes und Lederfett, diversen Naturbürsten und Schuhspannern aus echtem Holz.

Insider wissen auch die Details zu deuten. Nicht nur beim Schuhwerk, sondern auch beim Hemdkragen und den Manschettenknöpfen, beim Mantelaufschlag oder dem Seidentuch. Höheres Wissen für Eingeweihte. In welcher Liga Sie mitspielen wollen oder können, ist nicht entscheidend.

Leger zu Hause

Für Ihre Frau zählt, was sie sieht, fühlt und riecht. Wohl gepflegt, sanft duftend, edel anzufassen soll der Mann sein. Und egal, was er im Business trägt, ob Maßanzug oder den Zweiteiler von der Stange, Uniform oder Blaumann, meist sieht sie ihn damit nur selten. Oder sehr kurz: Er kommt nach Hause und beginnt sofort, alles von sich zu werfen. Erst einmal gemütlich machen!

Verständlich. Auch Ihre Frau wird es lieben, nach einem langen Arbeitstag Blazer oder Kostüm auszuziehen und in die bequeme Jeans zu steigen. Dazu ein Pullover der Marke Extraweit und der Abend ist ihr Freund.

Kuschelig darf es sein – und gemütlich. Aber nicht gammelig, ausgeleiert oder muffig. Die Freizeitklamotten haben die Angewohnheit, immer auf dem Stuhl im Schlafzimmer liegen zu bleiben und auf den Abend und ihren neuen Einsatz zu warten. Sind ja kaum getragen, also schnell wieder reinschlüpfen. Dieses Prinzip ist so bequem, dass der Wechsel größere Willenskraft erfordert.

Doch Sie wollen sich Ihrer Frau ja nicht eine ganze Woche lang im immer Gleichen präsentieren, oder? Genauso wie Sie es sicherlich schätzen werden, wenn sie sich ab und an auch am Abend einen hübschen Gedanken macht und zur Bluse greift ....

Und auch der Duft ist wichtig. Wussten Sie, dass Frauen

nachweislich einen feineren Geruchssinn haben? Er lässt mit dem Sinken des Östrogenspiegels in den Wechseljahren etwas nach und bleibt dennoch bis ins hohe Alter Ihrem eigenen überlegen!

Sich nach der Arbeit umzuziehen ist also wichtig und hat oft einen doppelten Nutzen, denn es ist nicht nur angenehm, sondern auch hygienisch. Vielleicht arbeiten Sie in einem Gemeinschaftsbüro mit einigen der letzten Raucher, vielleicht in einer Großküche oder bei der Stadtreinigung. Möglicherweise sind Sie Maurer oder Taxifahrer. Oder Sie haben nach der Arbeit noch einen kleinen Abstecher gemacht.

Nur mal angenommen, Sie sind auf dem Nachhauseweg noch ins Bistro an der Ecke gegangen und haben dort ein gepflegtes Pils getrunken. Dieses Lokal konnte sich jedoch bislang nicht entschließen, die Raucher vor die Tür zu verbannen ... Also werden Ihre Klamotten – und leider auch Ihre Haare – nach Rauch und ein wenig nach Kneipe riechen. Sie sind beide Nichtraucher oder rauchen zumindest nicht in der Wohnung. Ganz bestimmt rauchen Sie nicht in der Wohnung, wenn Sie Kinder haben oder haben wollen. Auch dann wollen Sie sich sicherlich eben umziehen, bevor der Abend mit der Familie beginnt.

Tun Sie das bitte, am besten mit einem kurzen Abstecher unter die Dusche. Das erfrischt und entspannt – und schenkt Ihnen noch einige private Minuten, bevor wieder der ganze Mann gefordert ist. Dann etwas Frisches aussuchen wie saubere Jeans und ein passendes Freizeithemd, frische Wäsche versteht sich von selbst – und alle werden sich wohlfühlen.

Schick auch im Urlaub

Die meisten Menschen suchen den Kontrast: Wer im Alltag sehr angespannt ist, möchte im Urlaub kein mehrteiliges Besichtigungsprogramm mit allmorgendlichem Aufbruch um halb neun, sondern er sehnt sich danach, auszuschlafen und einfach einmal in den Tag hinein zu leben.

Wer im Job stets fein gekleidet ist, meint nun vielleicht, im Urlaub alles von sich werfen zu können! Am liebsten nur mit einem Lendenschurz unter Palmen liegen! In der Praxis führt das dann häufig zu ausgewaschenen Shorts und ebensolchen T-Shirts. Dazu kombiniert werden ein Paar Flip-Flops oder die alten Turnschuhe, die zum Joggen bereits zu schlapp geworden sind. Die schlichte Garderobe erklärt dann auch das Rätsel der Sporttasche: Während die Frau einen respektablen Alu-Koffer füllt, ist ihr Mann mit einer größeren Sporttasche dabei und hat in null Komma nichts gepackt: Fertig!

Haben Sie dabei an eine Badehose gedacht? Besser noch an zwei? An Sonnencreme und Rasierzeug? – An mindestens eine lange Hose und ein leichtes Sakko, mit dem man auch einmal in die nächste Stadt zum Shoppen oder zum Essen fahren könnte?

Nein, mit der Temperatur hat das nichts zu tun. Selbst im sommerlich heißen Rom schaffen es italienische Männer, komplett bekleidet in der City zu flanieren, während norddeutsche Geschlechtsgenossen oft schon bei zwanzig Grad im Schatten meinen, keine lange Hose mehr ertragen zu können. Wenn Sie älter als fünfzehn sind, ist es nie zu heiß für eine lange Hose!

Legen Sie sich kühle Baumwollhosen für den Sommer zu, gut geschnitten und luftig leicht. Freizeithemden mit langen Ärmeln, die lässig hochgekrempelt werden können, sehen zehnmal schicker aus als ein T-Shirt. Und sollte es wirklich einmal sehr heiß sein, kleidet ein edles Polohemd angenehm und schützt den Nacken.

So nicht: Die Badehose!
Schlimmer noch als Form und Farbe männlicher Badehosen ist ihre völlige Abwesenheit. Eines schönen Tages am Baggersee, wohin wir mit einem riesigen Korb voller Handtücher, Sonnencreme, Büchern, Wasserflaschen und Obst geradelt sind (Korb natürlich auf meinem praktischen Gepäckträger, nicht auf seinem Rennrad), sagt der beste Ehemann von allen: »Haben wir meine Badehose dabei?«

In dänischen Ferienhauskolonien lassen sich Männer in Trainingsanzügen besichtigen, die vor rund zehn Jahren ihre aktuelle Zeit hatten (die Männer ebenso wie die Trainingsanzüge). Das ist nicht etwa die Uniform für »zu Hause«, nein, so fuhr man auch in die nächste Stadt zum Einkaufen oder Hotdogessen. Allein die Schuhe werden zu diesem Zweck gewechselt: Von den Adiletten zum Turnschuh aus der Ära des Trainingsanzugs. Das alles ist eine ästhetische Zumutung!

Vielleicht ist es auch eine Notlösung, weil die Jeans gar nicht mehr passen? Der Urlaub bringt es ans Licht: Ist der Mann im Job mit seinem Dreiteiler immer noch recht adrett anzusehen, verliert er in der Freizeit oft völlig die Form.

Sicherlich trifft das jetzt nicht auf Sie zu, denn der gute Ehemann achtet stets auf sich und seine Figur. Niemals käme es ihm in den Sinn, einen schwellenden Bauch zu tolerieren. Bei sich. Oder doch? Vielleicht unterliegen Sie auch dem Irrtum, als verheirateter Mann nun ein wenig legerer werden zu können? Als Ehemann und Vater zählen die anderen Werte?

Die inneren? Nun, die auch, aber natürlich nicht ausschließlich.

Checkliste: Fein bekleidet

- Achten Sie auf die Details: Feine Socken, schicke Unterwäsche.
- Die Socken wählen Sie passend zum Schuh: Weiße Socken nur zum Tennisschuh! Zu dunklen Schuhen dunkle Socken.
- Qualität vor Quantität: Kaufen Sie keine Dutzendware!
- Wer viel einkauft, muss auch viel aussortieren.
- Sparen Sie nicht an der Freizeitkleidung!
- Leger und doch gepflegt: Auch zu Hause und im Urlaub ausgewählt anziehen!

Body in Bestform

Sommer und Sauna verraten alles ... Im Laufe der Jahre ist Ihre Figur vielleicht doch ein wenig verrutscht. Die Schultern wurden vermeintlich schmaler, die Hüften dafür ein wenig weicher. Henkelchen zeigen sich an den Seiten, vorne eine kugelige Wölbung, die bei längerer Ignoranz zur Trommel heranwächst. Das muss sich zunächst nicht einmal auf der Waage niederschlagen, denn das voluminöse Fett ist leichter als kompakte Muskulatur. So kann ein muskulöser schlanker Mann mehr wiegen als ein schlaffer dicker bei gleicher Größe. Doch selbst wenn sich Ihr Gewicht nicht geändert hat, sind Sie gegen den schleichenden Umbau nicht gefeit.

Das ist nun kein Zeichen von Reife, sondern lediglich eines

von mangelnder Bewegung: Im Verhältnis zur Kalorienaufnahme sind Sie zu wenig aktiv, der Brennstoff findet keine Abnehmer und wird für magere Zeiten als Polster angelegt. Die Muskeln schrumpfen, wenn sie nicht gefordert werden.

Ein ausgesprochen verbreitetes Phänomen: Die Ehe macht dick, wie selbst das Statistische Bundesamt in Wiesbaden festgestellt hat. Bei den ledigen Männern ist bereits mehr als jeder Dritte zu dick (38 Prozent), bei den verheirateten Männern sind es jedoch starke 66 Prozent! Auch verheiratete Frauen kämpfen eher mit den Pfunden: 44 Prozent Übergewichtige zu 23 Prozent bei den Single-Frauen.

Vielleicht, weil Essen zu zweit einfach mehr Spaß macht? Vielleicht aber auch, weil man zu zweit eher auf dem Sofa kuschelt, als noch um die Häuser zu ziehen oder gar ins Fitnessstudio zu gehen?

Ein englischer Forscher hat festgestellt, dass sich Ehefrauen beim Kochen auf seinen Geschmack einstellen: Sie kochen deftiger, fetter und mit mehr Fleisch als Single-Frauen. Sie wollen es ihm gerne recht machen, und sein Drang zum Salatblatt ist üblicherweise gebremst. Ich kenne Kerle, die jedes Angebot zum Grünzeug mit dem lapidaren Satz: »Ich bin doch kein Hase« ablehnen. Haben sie Durst, denken sie an Bier statt an Wasser. Und bei Hunger? – Nichts wie her mit der dicken Bratwurst!

Frauen leben üblicherweise gesundheitsbewusster, sie essen gerne und freiwillig Obst und Gemüse. Sie trinken mehr Tee und Mineralwasser, weniger Bier und weniger Wein. Und das nicht nur in Zeiten der Schwangerschaft. Die wiederum ist auch für den Ehemann ein guter Anlass, die Ernährung umzustellen.

Sie ist ebenfalls ein prima Grund, endlich die Finger von den Zigaretten zu lassen. Komplett und ohne Wehmut. Rauchen war gestern: Sorry, das geht jetzt einfach nicht mehr. Sehen Sie spätestens die Schwangerschaft Ihrer Frau als Chance, sich von der ungesunden Gewohnheit zu trennen. Gehen Sie mit gutem Beispiel voran und seien Sie konsequent. Die ersten Tage als neuer Nichtraucher sind hart, aber schon nach einer Woche geht es leichter. Versprochen. Nach wenigen Wochen denken Sie nur noch ganz selten an die Zigaretten. Und nach rund drei Monaten werden Sie es ganz sicher erfahren haben: Es ist viel schöner, nicht zu rauchen!

So geht's: Endlich frei vom Rauch!
Kostenlos können Sie eine Broschüre der Bundeszentrale für gesundheitliche Aufklärung *Ja, ich werde rauchfrei* bestellen (order@bzga.de)

Nichtraucher haben einen feineren Geschmackssinn – und neue Nichtraucher entdecken ihn nach und nach wieder. Ideale Voraussetzungen, um auch die Küche umzustellen: Auf leicht, frisch und vitaminreich. Wir haben es beim Haushalt schon angesprochen: Naturbelassene Lebensmittel der Saison schmecken am besten, sie sind voller Aroma, machen satt und zufrieden mit wenig Kalorien. Wer auf seine Figur achten möchte oder muss, verschiebt den Schwerpunkt auf frisches Obst, knackiges Gemüse, Salate und Kräuter in jeder Form. Dazu kommen mageres Fleisch und Fisch, Vollkornbrot und Müsli, Yoghurt und Kefir, Nüsse und reine Pflanzenöle. Kein Problem in der eigenen Küche. Aber auch unterwegs lassen sich passende kalorienarme Gerichte finden.

Selbst wenn die Auswahl vorgegeben ist: Bei der Menge sind Sie stets der Herr! Kein Mensch zwingt Sie beim Business-Dinner, alles aufzuessen und jedes Glas komplett zu leeren. Was liegen- oder stehenbleibt, wird bekanntlich klaglos abserviert.

Entscheidend für die Kalorienbilanz sind letztlich die Getränke: Ideal ist stilles Mineralwasser, am besten aus der großen Flasche. Gutes Wasser schmeckt übrigens nicht lappig, sondern neutral und frisch. Gerade nach dem Sport ist es wichtig, für viel Flüssigkeit zu sorgen. In erster Linie also durch Wasser. Die berühmte Apfelsaftschorle oder gar einen Hochleistungssportdrink brauchen Sie erst, wenn Sie länger als eine Stunde und mit hoher Intensität unterwegs waren. Ein Bier ist als Durstlöscher absolut ungeeignet, auch wenn es noch so lecker scheint. Wenn Sie es denn außerordentlich schätzen, dann trinken Sie es danach, also nach dem Wasser. Nicht anstatt.

Sport ist Mord?

Apropos Sport. Vor einer Weile traf sich der beste Ehemann von allen mit seinem Sohn zum Squash-Spielen, an einem Feiertag, genauer an einem 24. Dezember. Kein Mensch außer den beiden war im Sportcenter. Und so haben sie nicht eine, nicht anderthalb, sondern letztlich drei Stunden am Stück gespielt. Vater gegen Sohn, eine beliebte Kombination. Keiner möchte nachlassen, keiner Schwäche eingestehen. Die Bälle zischten nur so durch den Court, bis die Bescherung kam.

Die sich schon am Heiligabend durch eine gewisse Steifheit der Muskulatur angekündigt hat, sich über die Weihnachtstage zu heftigstem Kater voll entwickelte und hartnäckig bis Silvester blieb. Ein Ächzen und Stöhnen war in der Hütte, dass es einen dauern konnte. Sorry, lieber Mann, selber schuld!

Auch das ist nicht besonders hilfreich, wenn sich der Mann passend zu den Feiertagen nicht mehr rühren kann. Wie, ich soll jetzt den Baum schmücken? Du weißt doch, dass mich jede Bewegung schmerzt!

Alles oder nichts: Geradezu anfallartig kommt der Sport und der Ehrgeiz oft über den Mann. Und so geschieht es, dass er dann an einem Abend nachholen möchte, was über Monate versäumt wurde. Ein Außenminister rannte einst los und setzte seine 112 Kilo Lebendgewicht jeden Morgen in Bewegung, um innerhalb kürzester Zeit auf marathonkompatible 75 abzuspecken. Er hat den Marathon letztlich geschafft und seine Gelenke haben es ausgehalten. Dieses Hauruck-Verfahren ist jedoch wider jede Vernunft. Und gegen jeden Rat der Experten.

Sollten Sie auch Ambitionen entwickeln: Von 0 auf 42 Kilometer braucht es rund zwei Jahre regelmäßigen Trainings. Regelmäßig!

Wenn Sie etwa zwei bis drei Mal pro Woche laufen gehen, fühlen Sie sich schneller fit: Muskulatur und Herz und Kreislauf passen sich zügig an und können schon innerhalb eines Jahres leistungsfähig genug für die Langstrecke sein. Aber die Gelenke, Bänder und Knochen sind ausgesprochen träge. Auch sie verdicken sich, ja, sogar die Knochen werden stabiler, sie werden kräftiger und belastungsfähiger. Aber nicht in solch kurzer Zeit, wie gerade Manager das gerne wollen. Gelenke brauchen Geduld und sorgfältige Aufbauarbeit. Nach rund zwei Jahren regelmäßigen, systematischen und umfangreichen Trainings können Sie den Marathon anpeilen, sagen Sportärzte, Orthopäden, Trainer und Laufprofis.

Last, but not least ein letzter Tipp: Für den Marathon zu trainieren ist eine gesunde Sache. Wenn Sie also Zeit übrig haben und die Familie einverstanden ist, laufen Sie, so viel Sie können. Den Marathon selbst sollten Sie sich am besten schenken. Die Strecke ist zu lang, um noch gesund zu sein –

zumindest im Wettkampftempo! Der gute Ehemann ist Manns genug, seine Ziele auch einmal zu ändern.

Also. Mit den meisten Sportarten verhält es sich ganz ähnlich. Gesund ist Sporttreiben, wenn man es regelmäßig tut und nicht übertreibt. Unvorbereitet einmal im Jahr zum Skilaufen zu gehen ist riskant. Einmal im Quartal zum Kicken oder Tennisspielen zu gehen ebenfalls.

So nicht: Lächerlich!
Die meisten Männer lehnen es ab zu walken, ob mit oder ohne Stöcke. Doch wer lange keinen Sport mehr getrieben hat und vielleicht einige Kilo zu viel auf den Rippen herumträgt, tut gut daran. Bauen Sie mit zügigem Walken zunächst Kraft und Kondition auf, steigen Sie erst dann auf das Laufen um. Alternativen für die Ausdauer: Rudern, Rad fahren oder Schwimmen.

Spielen Sie beim Sport nicht den Helden. Sonst muss Ihre Frau anschließend Florence Nightingale geben, die gute Krankenschwester. Nein, es ist nicht unmännlich, sich vor dem Sport gründlich warm zu machen und die Muskulatur sanft vorzudehnen. Sondern klug.

Sollten Sie stechende Schmerzen während des Sports spüren, zum Beispiel auf der Rückseite des Oberschenkels, hören Sie sofort damit auf. Kühlen, ruhigstellen, zum Arzt gehen. So häufig, wie beispielsweise Muskelfaserrisse vorkommen, kann ich gar nicht davor warnen. Harte Muskulatur, ungenügend aufgewärmt ist meist die Ursache für die schmerzhafte Verletzung. Stretching ist generell auch den Herren der Schöpfung zu empfehlen: Nach dem Sport, oder an den Tagen zwischen den Trainingseinheiten.

Abgesehen davon sind die meisten Männer so gelenkig wie Bügelbretter. Und auch das ist ein Grund für die häufigen Verletzungen. Neben dem übertriebenen Ehrgeiz natürlich.

Der gute Ehemann hält sich in Form. Stetig. Verabreden Sie sich mit Ihren Freunden zum Sportabend oder zur Fahrradtour. Vielleicht können Sie es gemeinsam etwas ruhiger angehen lassen? Spielen Sie sich zunächst warm, bevor Sie zu zählen beginnen. Machen Sie zwischendurch einmal eine Pause – und trinken Sie ab und zu einen Schluck Wasser.

Das können Sie gerne allein mit ihren Kumpels machen, das schont die Nerven Ihrer Frau, die so Zeit für eigene Unternehmungen gewinnt. Hoffentlich!

Sport mit ihr?

Sollten Sie mit Ihrer Frau gemeinsam Sport treiben? Das ist eine echte Gretchenfrage. Manche Ehen bestehen nur noch aus dem einfachen Grund, weil man jede Art von gemeinsamer körperlicher Bewegung unterlässt. Denn Missverständnisse gehen dabei wahrlich ans Eingemachte. Hier nur einige Beispiele:

- Sie hatte sich neue Wanderschuhe gekauft und wollte diese mit einer kurzen Tour einlaufen. Er wählte eine »kleine« Wanderung durch eine Schlucht von 36 Kilometer Länge, ohne jede Möglichkeit, dieselbe abzukürzen. Nach 18 Kilometern blutete ihre Ferse, nach 22 lag sie blank. Ebenso ihre Nerven. Als sie nach gut acht Stunden endlich ankamen, war der geplante öffentliche Bus längst abgefahren, die Beziehung kurz vor dem Kollaps.
- Stell dich doch nicht so an!, sagte ihr Mann, bevor er den Steilhang hinunterdonnerte. James-Bond-artig stürzte er sich in die schwarze Abfahrt, sie stürzte schwer in die Fang-

zäune. Teurer Rücktransport via Helikopter, Ende ihrer Skikarriere, Ende der Ehe.

- Eine zweitägige Wanderung in der Rhön, im November. Dauerregen und kühle Böen. Er hatte die Route geplant, die Übernachtung sollte in einem idyllisch gelegenen Ort stattfinden, der im letzten Abendlicht auch erreicht wurde. Leider gab es dort nicht einmal eine Gaststätte, in der sie sich hätten aufwärmen können (die hatte seit Jahren bereits geschlossen), geschweige denn ein Gästebett. Die einzigen beiden privaten »Fremdenzimmer« waren bereits vermietet. Das war vor zwei Jahren, und seither waren die beiden nicht mehr zusammen wandern.
- Segeltörn auf der Kieler Förde, er brauchte Ballast auf dem Katamaran, als Ersatz für seinen Sportkumpel. Katamarane sind ohnehin eine nasse Angelegenheit, bereits der Wasserstart erfordert robustes Neopren oder einen Trockenanzug mit beklemmenden Bündchen, bei jeder größeren Welle spritzt kaltes Ostseewasser durch das Trampolin. Die Sache mit dem Ausschwenken im Trapez bekam sie ganz souverän hin, und doch sind die beiden bei einem ungeschickten Manöver durchgekentert. Mast nach unten, warteten sie eine knappe Stunde, bis ein Motorboot zum Aufrichten vorbeikam …

Endlos könnte ich diese Beispiele fortsetzen. Mir scheint, dass manche Männer die gemeinsamen Touren als echte Entmutigungstouren angelegt haben: Einmal und nie wieder.

Selbst der beste Ehemann von allen musste von meinen Sportgruppen ausgeschlossen werden, da er es liebte, bereits beim ersten Lauftreff Kommentare abzugeben wie: »Ist das alles, was ihr draufhabt, Mädels?« – Hallo? Motivation und positive Verstärkung ist das, was Ihre Frau braucht!

»Du machst das super!«, heißt das. Oder: »Toll, dass wir

das zusammen unternehmen können. Ich freue mich so, dass du dabei bist.« Es kann anregend und verbindend sein, sich gemeinsam auf Tour zu begeben. Zusammen die Natur und die frische Bergluft genießen, den Erfolg auskosten, erleben, wie man immer kräftiger und sicherer wird. Ob Sie nun laufen oder paddeln wollen, wandern oder Rad fahren: Wer ein gemeinsames sportliches Hobby findet, ist fein raus und wird auch in Zukunft viel Spaß dabei haben.

Damit das so bleibt, hier meine Tipps.

- Alle Touren wählen Sie so aus, dass sie problemlos zu verlängern sind, sollte noch Lust und Kraft vorhanden sein. Dass man die Strecke aber auch abkürzen kann, sollte man sich doch überschätzt haben oder das Wetter umschlagen.
- Das Tempo wird vom Schwächeren bestimmt. Eilen Sie nicht voran, auch wenn Sie ab und zu auf sie warten! Zumindest eilen Sie nicht weiter, wenn sie endlich aufgeholt hat, dann braucht sie nämlich ebenfalls zunächst eine Pause.
- Sie sollen keine Rekorde brechen wollen. Höher, schneller und weiter mag ein gutes Ziel für Olympische Spiele sein, für Aktionen mit Ihrer Frau oder der Familie ist dieses Motto gänzlich ungeeignet.
- Genießen Sie die gemeinsame Zeit und entspannen Sie sich.
- Nehmen Sie auf Wanderungen und Radtouren immer ein Handy und die Nummer der nächsten Taxizentrale mit. Seien Sie gelassen und großzügig, wenn sie nicht mehr weiterwollen oder -können sollte.
- Natürlich muss man einkehren! Ohne attraktives Ziel keine Anstrengung. Bei Bergtouren oder Radwanderungen immer die Etappenziele checken! Bei Übernachtungen die

Hotels oder Hütten vorbuchen – oder sich zumindest vergewissern, dass sie geöffnet haben!

Ich persönlich lasse mich auf kein Abenteuer mehr ein, bei dem ich nicht vorab die Karte, die Strecke, alle Busverbindungen, die Einkehr- oder Abkürzungsmöglichkeiten minutiös gecheckt habe. Das notdürftige Biwakieren unter regennassen Bäumen, das kilometerlange Bergaufschieben von Rädern, das Spazieren mit Skiern auf den Schultern ... nicht mehr meines. Und Segeln? Nur noch in der Jolle oder auf größeren Schiffen, die trockenen Fußes vom Steg aus zu betreten sind!

Interessanterweise zeigen die meisten Männer kein Interesse an den Lieblingssportarten ihrer Frau. Kaum einer möchte mitkommen zum Tanzen oder zum Yoga. Und wenn sie der Golfprofi ist? Schwierig, einen Anfänger dafür zu begeistern. Er möchte üblicherweise glänzen beim Sport – und sich messen. Darum ist es letztlich eine gute Lösung, wenn die regelmäßigen Sportabende zu Egoabenden erklärt werden. Sie kann entspannt zum Yoga gehen, er mit seinen Kumpels zum Squash oder Tennis. Übrigens: Auch Yoga ist Sport. Keine Entspannung. Wenn Sie das nicht glauben sollten, probieren Sie es doch einfach einmal aus.

So nicht: Der Turbomann

Seit Jahr und Tag versucht Yvonne ihren Mann, einen langbeinigen Manager, zu bremsen. Gemeinsames Spazierengehen, Wandern oder Langlaufen sieht so aus: Er rennt los, sie bemüht sich Schritt zu halten. Eine Unterhaltung ist gänzlich unmöglich, sie braucht ihren Atem zum Laufen. Wenn er sich denn überhaupt noch in Hörweite befindet.

Sport und Bewegung mit der Familie ist etwas anderes und stets willkommen. Gerade wenn Sie Kinder haben, sollten Sie gemeinsame Ausflüge unternehmen. Lassen Sie alle mitbestimmen und planen Sie realistisch. Sehen Sie Ihre Familie nicht als Leistungskader, sondern als Freizeitmannschaft. Sie müssen sie nicht trainieren! Versuchen Sie das Miteinander zu betonen, nicht die Konkurrenz. Das ist ein anderes Ziel: gemeinsam Spaß zu haben. Just relax!

Checkliste: Body in Bestform

- Sollte Ihre Figur verrutschen, bemerken Sie es zuerst.
- Wächst der Bauch, ergreifen Sie effektive Gegenmaßnahmen!
- Five a Day: Fünf Portionen Obst, Salat, Gemüse am Tag!
- Wasser ist ein wunderbares Getränk.
- Sport ist prima, doch starten Sie langsam und überlegt.
- Kein falscher Ehrgeiz, keine Gewalttouren.
- Beim Sport mit Ihrer Frau sollten Sie sich entspannen!
- Genießen Sie die gemeinsame Zeit.

Körperfragen

Wie auch immer Sie sich in Form halten wollen, wichtig ist, *dass* Sie es tun. Neben dem Muskelaufbau sind die Ausdauer (Herz- und Kreislauftraining), die Beweglichkeit (Stretching) und die Koordination wichtige Bausteine der Fitness. Die Koordination, also die perfekte Abstimmung unterschiedlicher Bewegungen, trainieren Sie beispielsweise bei Ballsportarten oder auch beim Tanzen. Tanzen zu können ist nicht unmännlich, sondern für Frauen der absolute Traum. Ja, das ist auch etwas für Heteros! Denn die Beweglichkeit und die Koordination sind ganz wunderbare Fertigkeiten, die man ausgesprochen vielfältig einsetzen kann. Es muss ja nicht die Kirgisische Klammer werden, eine verschlungene Variante aus dem Kamasutra.

Doch bevor wir nun endlich in die Kiste springen, hier noch ein paar echte No-gos. Dinge, mit denen Sie sich sicher aus dem Spiel kegeln. Selbst bei der besten Ehefrau von allen, die Sie sicherlich schon eine Weile kennt. Nur zur Sicherheit hier noch einmal einige vermeidbare Ärgernisse.

Selbstverständlich frisch und rein

Über die Kleidung haben wir bereits gesprochen, auch zu Hause sind Sie stets gepflegt gekleidet und fein anzusehen. Ihre Unterwäsche wechseln Sie täglich, genau wie Ihre Socken. Sie haben eine ganze Kollektion von Schuhen für jeden Anlass. Auch zu Hause tragen Sie keine alten Latschen, ja, es gibt auch ansehnliche Hausschuhe.

Wenn Sie neue Schuhe kaufen, tun Sie das übrigens nicht nur für sich, sondern auch für den darbenden Schuheinzelhandel, der vor allem unter der Konsumzurückhaltung von Männern leidet: Jeder zweite Mann, so hat das Marktforschungsinstitut Marplan herausgefunden, besitzt höchstens sechs Paar Schuhe – Sportschuhe und Schlappen mitgerechnet. Dabei kommt ein Paar viel zu häufig zum Einsatz. Das ist unhygienisch und schlecht für die Füße.

Wer öfter als zweimal pro Woche läuft, hat allein zwei Paar Sportschuhe, damit er wechseln kann. Die verschiedenen Paare stützen die Füße immer etwas unterschiedlich, was gut für die Füße ist. Das benutzte Paar kann stets komplett austrocknen und auslüften, bevor es wieder zum Einsatz kommt.

Manchen Männern scheint ihr Johannes den freien Blick auf die unteren Körperregionen zu verstellen (oder ist es gar der dicke Bauch?). In jedem Fall sehen sie sehr selten auf ihre Füße. Doch hier muss es einmal gesagt werden: Charakterfüße sind gepflegt – und pilzfrei! Falls Sie zu Fußpilz neigen, sollten Sie immer auch zwischen Ihre Zehen sehen und bei den ersten Anzeichen sofort und richtig reagieren: Antipilzcreme kaufen und rund drei Wochen lang regelmäßig anwenden. Schuhe mit entsprechendem Puder (aus der Apotheke oder dem Drogeriemarkt) auspudern und stets austrocknen lassen. Keinesfalls die Sportschuhe in der feuchten Sporttasche aufbewahren.

Wird Fußpilz nicht rechtzeitig behandelt, zieht er in die Nägel. Und ein Nagelpilz ist nur äußert mühsam wieder wegzubekommen. Sie wissen nicht, wie das aussieht? Verdickte, gelb verfärbte Fußnägel, schuppige Haut. Schauen Sie im Zweifel im Internet nach oder fragen Sie Ihren Arzt oder Apotheker. Oder sehen Sie in der Sauna einmal auf die Füße der Nachbarn …

So nicht: Lässig geschultert!
In der Sauna schlendern Herren jeder Figur und Größe herum, das viel zu kleine Handtuch lässig über die Schulter geworfen. Sie hingegen binden bitte ein Duschhandtuch um die Hüften, egal wie hübsch Sie sich untenherum finden. Sauna und Schwimmbad sind übrigens die geeigneten Orte für gut sitzende Adiletten!

Die Pediküre ist Ihnen – genau wie die Maniküre – ein inniges Anliegen. Der gute Ehemann widmet sich in einer stillen

Stunde dieser Aufgabe, vielleicht mit einem Fußbad zuvor und dem gründlichen Einsatz der Nagelfeile danach. Denn natürlich soll alles glatt und rund werden, bevor es vielleicht an empfindlichsten Stellen zum Einsatz kommt.

Ein erprobter Trick der Damen: An einem alten Nylonstrumpf können Sie testen, ob noch Scharten oder scharfe Stellen übrig sind. Wenn ja: weiterglätten.

Haarige Sachen

Bart geht gar nicht! Ausnahmen bestätigen die Regel: Türkischen Männern und manchen Bayern steht ein kräftiger Schnauzbart, Seebären und Nikoläusen auch Rauschebart. Fussel- und Ziegenbärte sind absolut indiskutabel, genau wie Dreitagebart.

Wo kein akzentuierter Bart steht, wird rasiert. Glatt und gepflegt sollten Ihre Wangen sein, genau wie Kinn und Hals. Sie dürfen zum Rasieren gerne das Licht im Badezimmer anmachen und das Ergebnis im Spiegel kontrollieren. Auch die stoppelige Reihe, die auf der Wange vergessen wurde, ist keine Zierde.

Wer sich enthaart, egal ob auf der Brust oder rund um Number one, sollte das auch regelmäßig tun. Stoppeln sind überall hässlich und kratzen gemein. Wenn Sie das nicht täglich schaffen, lassen Sie die Haare am besten wieder wachsen. Stehen Sie zu Ihrer Behaarung: Auch auf der Brust kann das kuschelig und nett sein. Sie arbeiten ja nicht als Wäschemodel, oder?

Ihre Frau ist Ihre Frau und nicht Ihr Kindermädchen. Nein, sie muss Sie nicht regelmäßig zum Friseur schicken, es reicht völlig aus, wenn sie sich um die Haare der Kinder sorgt. Haare schneiden ist Ihre eigene Sache. Ach, und sollten Sie auf die Idee kommen, dieselben oder den Bart über dem Waschbecken zu stutzen: Beseitigen Sie die Spuren selbst! Es ist kein reizvoller Anblick, abgeschnittene Bartstoppeln und eingetrockneten Seifenschaum im Becken zu finden …

So geht's: Der Rückspiegel
Bringen Sie im Badezimmer einen zweiten ausziehbaren Spiegel an oder nehmen Sie einen Handspiegel wie beim Friseur. Dann sehen Sie jede Woche einmal nach, wie sich Ihre Frisur von hinten gestaltet: Wenn sie den Hals hinunterwächst, ist es Zeit, zum Friseur zu gehen. Vielleicht können Sie zwischendurch auch Ihre Frau bitten, beim Rasieren im Nacken behilflich zu sein?

Wer trockene, empfindliche Haut hat, kann nach dem Rasieren ein kühlendes Gel statt eines Rasierwassers verwenden. Inzwischen hat die Kosmetikindustrie auch für Ihn ausgefeilte Kollektionen entwickelt: Frische für den Morgen nach der langen Nacht, Antifeuer-Gel nach der Rasur, Feuchtigkeit und Pflege für die Augen, alles mit dezent männlichem Duft. Versorgen Sie sich selbst mit Kosmetika, anstatt in ihren Cremetopf zu greifen. In jeder größeren Drogerie werden Sie gerne beraten.

Kleine Scheren mit abgerundeten Spitzen sind ideal, um auch den Haaren in der Nase oder den Ohren zu Leibe zu rücken. Auch allzu buschige Augenbrauen können damit gekürzt werden, damit Sie nicht aussehen wie ein früherer Finanzminister. Einzelne Haare auf der Nase am besten mit der Pinzette auszupfen.

Wo wir gerade bei den blinden Flecken sind: Auch Ihre Zahnbürste ist Ihre Sache. Wartet da ein fusseliges Fossil im Becher? Wenn Sie für solche Kleinigkeiten keine Zeit zu haben meinen, kaufen Sie direkt ein Dutzend neue. Diesmal dürfen Sie beim Einkaufen richtig zuschlagen, denn Zahnbürsten nehmen kaum Platz weg und sind im Notfall schnell zur Hand. Vielleicht wollen Sie auch gleich eine neue Packung Zahnpasta und Zahnseide dazu kaufen? Das wäre schön, danke!

Hast du Töne?

Wehret den Anfängen, wer älter wird, hört schlechter und wird leichter schrullig. Kennen Sie auch alte Männer, die sich inhaltsschwer räuspern und rotzen? Die beim Essen schmatzen und rülpsen und die Nase hochziehen? Wir sind nicht bei den Rittersleuten! Doch ob alt oder jung, manch einer hat doch ziemlich rustikale Angewohnheiten. Sie nicht, oder? Nur mal so, als kleine Kontrolle.

So nicht: Der Mann als Lama
Nicht nur bei Fußballern, sondern auch bei anderen Sportlern zu beobachten: Sie spucken eben mal kurz aus. Auf den Rasen, auf die Straße, ins Waschbecken. Pfft! Igitt, das geht ja gar nicht. Wenn Sie ein solches Bedürfnis verspüren, gehen Sie am besten ins Badezimmer und machen dazu das Radio an!

Manche Männer, so wird berichtet, sprechen schon mal mit vollem Mund. Andere versuchen, hartnäckige Getreidespelzen oder Schalen mit der Zunge aus den Zähnen zu popeln: Doch dafür gibt es Zahnseide! Zur Not, also zum Beispiel im Restaurant, um einen Zahnstocher bitten und mit diesem in den gekachelten Räumen verschwinden. Am Tisch wird nicht gestochert! Nein, auch nicht hinter vorgehaltener Hand.

Apropos Toilette. Auch wenn Sie zu Hause ins Bad gehen, schließen Sie natürlich immer die Tür hinter sich. Man kann es mit der Zweisamkeit auch übertreiben, denn besser ist bei manchen Geschäften die Intimsphäre. Sie haben vor Ihrer Frau keine Geheimnisse? Bitte doch!

Nein, sie will sicher nicht wissen, wie es war. Konsistenz und Farbe sind vielleicht für eine Krankenschwester interessant, nicht für ihre Frau! Schön, wenn Sie sich erleichtern konnten, aber verschonen Sie andere von allen Spuren. Dafür gibt es Klobürsten, die gerne benutzt werden können und Lappen. Spülungen, die bei Bedarf auch zweimal hintereinander gezogen werden können. Und Streichhölzer gegen Geruchsbelästigung!

So geht's: Feuerwerk!
Unangenehme Düfte auf der Toilette werden schnell und effektiv mit einem Streichholz beseitigt. Eben über der Schüssel abbrennen und Fenster auf. Weg ist jede Spur! In harten Fällen helfen kleine Kerzen oder Teelichter, die eine Weile brennen können.

Diskretion und Abstand in gewissen Dingen ist besonders wichtig, wenn Sie sich auch als Liebespaar verstehen. Denn wie soll da Lust entstehen, wenn sie ihn gerade eben noch im Bad oder auf der Toilette entsprechend hörte?

Dass Sie Ihren Johannes ebenfalls immer sorgfältig abtupfen und häufig waschen ist sowieso sonnenklar, oder? Ein allzeit bereites Extrateil kann auch Ihrer Frau viel Freude machen!

Womit wir fast schon wieder im Schlafzimmer wären. Und bei der unerwünschten Geräuschkulisse: Dreimal so viele Männer wie Frauen schnarchen: Von den Männern über 50 ist sogar jeder Zweite ein Schnarchsack. Die Gründe: Ein zunehmend schlaffes Gaumensegel, Übergewicht und Alkohol. Wer zu viel isst und trinkt, wird auf die Dauer übrigens nicht nur seinem Gaumensegel zusetzen: Erschlaffen werden auch andere Details, die Sie sicher lieber in Bestform sehen.

Wer schnarcht, fliegt raus. Schnarchen fördert die Aggression der schlaflosen Frau neben Ihnen! Dann ist die Ehe irgendwann nur noch durch zwei getrennte Schlafzimmer zu retten.

Also: Schnarchen Sie nicht! Achten Sie auf Ihre Figur und auf Ihre Geräuschentwicklung. Bleiben Sie so attraktiv, wie zu Beginn Ihrer Ehe. Zum Anbeißen einfach!

Checkliste: Körperfragen

- Schuhe häufig wechseln und stets austrocknen lassen.
- Füße regelmäßig und kritisch betrachten.
- Mani- und Pediküre: Nägel hübsch gepflegt.
- Keine Stoppelfelder, nirgendwo.
- Gehen Sie regelmäßig zum Friseur.
- Räuspern und schnäuzen Sie sich diskret und geräuscharm.
- Bei Geschäften klein und groß: Bitte Türen schließen!
- Nicht schnarchen!

Scharfe Sachen

Glücklicherweise haben wir heute die Gelegenheit, uns bereits vor der Ehe innig kennenzulernen. Wer heiratet, mag sich meist auch im Bett. Das ist schon einmal eine sehr gute Voraussetzung!

Keiner muss mehr heiraten, nur weil beim ersten verhuschten Versuch schon alles schief- oder vielmehr viel zu gut gegangen ist. Je nach Betrachtungsweise.

Und kaum einer geht heute noch jungfräulich in die Ehe und fiebert der alles entscheidenden Hochzeitsnacht entgegen.

Auch wenn überhaupt rein gar nichts gegen die Hochzeitsnacht einzuwenden ist: Sie kann ganz besonders aufregend und absurd und erleichternd und heiter sein, nach den monatelangen Vorbereitungen, Planungen und Diskussionen. Prima, alles hat geklappt und es war eine wahnsinnige Feier und die Füße schmerzen und der Kopf brummt und doch: Da ist sie, die Frau Ihres Lebens und an Ihrer Seite. Müde und völlig erschöpft und doch glücklich und glühend. Und muss das denn nicht auch gebührend gefeiert werden, nur von Ihnen beiden? Und bis morgen Mittag ist ja noch alle Zeit der Welt ... Vielleicht haben Sie sich freigenommen und alle Störungen ausgeschlossen: *Do not disturb!*

Bitte nicht stören!

Das sind beste Bedingungen für guten Sex: Zeit und ein möglichst geschützter Raum. Die wenigsten Frauen können sich entspannen, wenn sie wissen, dass im nächsten Moment ein Nachbar oder Handwerker, ein Zimmermädchen, ein Kind oder Verwandter um die Ecke biegen kann. Wenn das Essen im Ofen brutzelt oder in zehn Minuten der Trockner brummen wird. Wenn sie zwischen Tür und Angel steht und sofort zur Arbeit muss. Oder wenn sie insgesamt enorm angespannt ist und zu viel um die Ohren hat. Die meisten Menschen macht übermäßiger Stress nervös und humorlos. Und er killt die Lust.

Unterstützung im Alltag und partnerschaftliche Arbeitsteilung ist das eine. Das andere: Sorgen Sie für einen geschützten Raum, in dem sie sich sicher fühlen kann. Wir sind allein! Wir haben Zeit: Eine halbe Stunde nur für uns! Komm zu mir!

Die meisten Frauen lieben Sex: sich begehrt fühlen, begehrt sein, den eigenen und den anderen Körper spüren, die Erregung und das Prickeln überall. Gemeinsam den Rhythmus finden, sich hochschaukeln und heftig werden und zum Höhepunkt kommen. Wow! The Big O! Gerne auch im Doppelpack oder hintereinander, stöhnen und schreien und endlich loslassen. Oder ganz leise werden und still genießen.

Wie schön, wenn dann die ganze Spannung von einem abfällt und nichts mehr übrig bleibt von den alltäglichen Gedanken. Stattdessen nur noch schwere und matte Glieder und watteweiche Träume!

Grundsätzlich spricht also nichts gegen den Sex mit dem Ehemann. Sondern vieles dafür. Mit Ihnen kann sie sich fallen lassen, sich geborgen fühlen, sich zeigen, so wie sie ist.

Dafür sollten *Sie* allerdings stets wissen, was sie bewegt. Sie sollten zärtlich sein, aufmerksam und natürlich liebevoll. Darüber haben wir schon viel gehört. Beste Voraussetzungen, auch das Liebesleben über die Jahre zu retten und lebendig zu halten.

Mehrere Ehefrauen, die ich für dieses Buch interviewt habe, lobten nach teilweise 25 Ehejahren ausdrücklich:

- »Der Sex mit ihm ist wunderbar. Er ist einfühlsam und berücksichtigt meine Bedürfnisse. Obwohl er auch seine eigenen Vorstellungen hat!«
- »Er erfreut mich mit seiner Leidenschaft: Er sagt nie Nie!«
- »Er zeigt mir oft, dass er mich liebt und begehrt!«

Tun Sie das auch. Machen Sie Ihrer Frau sinnliche Komplimente, bringen Sie sie zum Lachen und auf andere Gedanken, wenn sie gestresst ist oder einmal mies gelaunt. Denn »seine Ausgeglichenheit und seine positive Art. Sein Humor!« sind die anderen Sachen, die Ehefrauen an ihm lieben. Und immer lieben werden.

Sex in der Schwangerschaft

Nicht immer verlaufen die Lustkurven allerdings im Einklang. Holprig kann es bereits in der Schwangerschaft werden. Möglich ist dabei alles. Von »sie will überhaupt nicht mehr« bis »sie will andauernd, immer und überall«.

Während der ersten drei Monate kann Ihre Frau sehr müde sein, häufig ist ihr auch übel. Die Umstellung auf ein neues Leben kostet Energie und die Hormone tanzen Tango. Viele Schwangere ziehen sich erst einmal zurück und sind vollkommen mit sich selbst beschäftigt.

Sobald sich allerdings die ersten Rundungen abzeichnen, fühlen sich viele Frauen wieder attraktiv und weiblich, die Lust kehrt zurück. Oft auch mit Macht. Die Hormonveränderung ist abgeschlossen, der Nachwuchs liegt sicher und gut gepolstert in seinem Fruchtwasser, der Fruchtblase und der Gebärmutter. Bei einer intakten Schwangerschaft spricht rein gar nichts gegen häufigen Verkehr: Der Muttermund ist mit einem Schleimpropf fest verschlossen und dichtet das Universum des Kleinen perfekt ab. Es kann Sie übrigens nicht sehen, auch wenn Sie wiederum via Ultraschall schon ein gutes Bild vom Baby haben.

So geht's: Komplimente satt

Manche Frauen sind trotz der Freude unglücklich über ihr Aussehen. Der Bauch wächst und die Taille verschwindet, sie fühlen sich plump und schwer. Gerade jetzt kommen Komplimente besonders gut an: Sagen Sie ihr, wie wunderbar zart ihre Haut und ihre Haare sind, wie erotisch ihr Dekolleté, wie scharf ihr Hinterteil. Verwöhnen Sie sie nach Strich und Faden!

Dennoch haben manche Männer jetzt seltsame Hemmungen. Manche haben das Gefühl, ein »Dritter« sei dabei, manchen ist die rapide Veränderung ihrer Frau ein wenig unheimlich. Am besten ist es da, die Schwangerschaft als Chance zu begreifen, noch einmal innig die Zweisamkeit zu pflegen. Zumal beim ersten Kind! Sie werden selten wieder die Gelegenheit bekommen, sich so ungestört und ausgeruht der Liebe widmen zu können.

Natürlich lohnt es sich auch, jetzt Varianten zu erproben. Wenn Sie sie vorher am liebsten hoch und rittlings genommen haben, mögen Sie jetzt vielleicht das bequeme Löffelchen oder den Reitersitz lieber. Am Ende der Schwangerschaft klappt der »Doggy style« am besten, der bis zuletzt viel Freude machen kann.

Erst wenn alles bereit für die Geburt ist, kann Sex wirksame Kontraktionen auslösen. Und dann ist es ja auch gut und richtig so. Denn ließe sich ein natürlicherer Weg denken, eine Geburt einzuleiten? Schön, dass Sie verheiratet sind: Willkommen Baby!

Neue Rollen: Papa und Mama! Ein Dritter im Bunde, jetzt auch live in Farbe und Ton.

Und Ihr Liebesleben? Wird zunächst einmal ruhen. Es gilt, sich zu dritt als Familie kennenzulernen, sich aufeinander einzustellen, sich aneinander zu gewöhnen. Alles was zärtlich und liebevoll ist, ist willkommen. Zärtlichkeiten anstatt, nicht vor dem Sex.

Eine Geburt ist ein wahrlich einschneidendes Erlebnis. Nicht nur psychisch aufwühlend, sondern auch körperlich enorm belastend. Sie haben es ja sicherlich miterlebt, denn Sie waren dabei. Da muss sich alles erst wieder einrenken, zusammenziehen, ausheilen. Eine Pause in Sachen Sex ist jetzt natürlich und sinnvoll. Geben Sie sich die Zeit, gönnen Sie Ihrer Frau die Ruhe.

Verwöhnen Sie sie, so oft Sie können, und pflegen Sie gemeinsame Rituale: Massagen, duftende Bäder (sobald sie das wieder darf), feine Leckereien, ein frisch aufgebrühter exklusiver Tee, in Ruhe genossen. Abendliche Spaziergänge, am besten mit dem Kind im Kinderwagen, entspannen und schenken intime Momente. Das Baby kann beruhigt einschlafen, und Sie können sich in Ruhe über den Tag austauschen und neue Pläne schmieden.

Sich verstanden zu fühlen, ist für Frauen ein echtes Aphrodisiakum.

Die Lust kommt zurück, sobald sich alles wieder eingespielt hat. Und sobald Zeit und Raum entstanden ist für neue Begierde.

Störenfriede

Do not disturb! Babys und kleine Kinder sind leider keine Zimmermädchen, die sich an Gebotsschilder halten. Der zarte Nachwuchs hat, wie viele Eltern leidvoll erfahren müssen, die zielsichere Gewohnheit, immer in dem Moment Wünsche zu äußern oder aufzutauchen, in dem Papa und Mama mal gerne wieder Mann und Frau spielen würden.

Aber mit der Zeit kann man auch für sie klare Zeichen setzen, um die Intimität zu schützen. Die Hamburger Autorin Helen Maja Heinemann hat ein Buch geschrieben, das da heißt: *Eltern werden – Liebespaar bleiben. 50 Tipps, damit die Liebe überlebt*. Ganz offensichtlich besteht Bedarf. Viele Eltern haben das Gefühl, nur noch zu funktionieren: Keine Zeit mehr für die eigenen Bedürfnisse zu haben, keine Zeit mehr für ausreichend Schlaf, schon gar nicht für die Leidenschaft … Das zehrt an den Nerven und erstickt die Lust.

Der wichtigste Tipp ist wohl der, dass es okay ist, wenn Sie auch Zeiten für sich als Paar reservieren. Zeiten, in denen Sie bewusst nicht gestört werden wollen. Sie sollten sich diese speziellen Pausen organisieren, ohne ein schlechtes Gewissen zu haben, auch wenn der kleine Prinz oder die Prinzessin zunächst mit Eifersucht reagiert! Vielleicht hat er oder sie erfahren, dass Mama ihm oder ihr gehört, zu jeder Tages- und Nachtzeit. Dann wird er/sie Sie vielleicht als Konkurrenz, als Nebenbuhler empfinden und rebellieren.

Der Psychotherapeut und Buchautor Oskar Holzberg, selbst Vater von drei Kindern, hat noch einen anderen Grund ausgemacht: »Angeblich mögen Kinder ja Geschwister. Aber ich glaube, das ist nur Tarnung. Kinder wollen Einzelkinder sein. Wollen Mama, Papa und die Tiefkühlpizza ganz für sich alleine haben.« (aus: *Papa ist fertig*, Diana Verlag 2006)

Er nennt das Geschwister-Abwehr-System, kurz GAS. Das GAS entwickelt sich, sobald die totale Erschöpfung der Eltern nachlässt: »Sobald Elternkörper beginnen, andere als Schlafbedürfnisse wahrzunehmen, sorgt es dafür, dass sie niemals dazu kommen, diese anderen Bedürfnisse auch auszuleben.«

Ob bewusst oder unbewusst, Kinder werden stören. Punktgenau, gerade wenn Sie vielleicht vorhaben, Ihre Liebste einmal wieder zu verführen. Damit das nicht zum Dauerzustand wird, gilt es, bewusst Zeiten zu planen, in denen Sie ungestört zu zweit sein können. Frau Heinemann rät: »Beschränken Sie sich dabei nicht auf ein paar Highlights im Jahr, sondern nehmen Sie sich regelmäßig ihren ›Elternabend‹. Am besten wenigstens einmal die Woche.« Dazu kommen später ein ganzer Tag im Monat und eine ganze Woche im Jahr.

Letztlich werden das auch Ihre Kinder respektieren. Sie finden es schön, wenn die Eltern für alle sichtbar ein Paar sind. Denn was Kinder sehr besorgt, zumal wenn sie es bei anderen sehen, ist »dass sich Papa und Mama trennen könnten«. Paul, Pia und Leonie haben gerade ein Beispiel in der näheren Verwandtschaft, große Aufregung und viele Tränen bei ihren gleichaltrigen Cousinen. Seither fragen sie immer wieder nach, ob bei ihren Eltern denn alles in Ordnung ist: »Versteht ihr euch noch? Seid ihr noch Mann und Frau? Bleibt ihr zusammen?«

Schützen Sie also Ihre Liebe (natürlich nicht nur für Ihre Kinder), und reservieren Sie sich Ihre Elternzeit. Je konsequenter Sie das tun, desto leichter werden es selbst kleine Kinder verstehen. Bringen Sie die Kinder ins Bett und vergewissern Sie sich, dass ihnen nichts fehlt. Und dann machen Sie auch mal Ihre Tür zu und ein wenig Musik an ... Wie war das doch noch einmal?

Hilfreich sind natürlich Babysitter. Am Wochenende könnten Sie die lieben Kleinen ja vielleicht auch einmal wieder zu Oma und Opa bringen oder zu einem befreundeten Paar, das dann das Wochenende darauf frei hat. Und: Es muss ja nicht immer zum Äußersten kommen. Auf Kommando wollen Sie vielleicht beide nicht. Aber schön, wenn es denn dazu kommen könnte!

Verhütung – eine Sache für zwei

Auf das GAS ist kein Verlass! Selbst von einer hastigen Nummer, während am Sonntagmorgen im Wohnzimmer der »Der kleine Eisbär« läuft, kann sie schwanger werden. Und wenn Sie jetzt gerade keinen weiteren Nachwuchs wollen? Auch Stillen ist bekanntlich kein ausreichender Schutz.

Also sprechen Sie rechtzeitig wieder über Verhütung. Nicht jede Frau möchte gleich wieder Hormone nehmen oder sich eine Spirale legen lassen. Denken Sie also an partnerschaftliche Verhütungsmethoden wie ein Diaphragma und/oder Kondome. Sie belasten den Zyklus nicht und schützen, konsequent angewandt, sehr sicher.

Sollten Sie sich für Pariser entscheiden: Halten Sie eine ausreichende Anzahl bereit, wo auch immer es Ihnen attraktiv erscheint (oberes Regal im Küchenschrank, im Badezimmer, in der Garderobe). Nichts dümmer, als wenn Sie Ihr Liebesspiel erst einmal unterbrechen müssen, um halb ausgezogen durchs Haus zu flitzen. Zumal wohl die Gefahr besteht, die Kleinen wieder aufzuwecken ... Der kluge Mann baut vor und übt die souveräne Anwendung schon mal in einer stillen Minute, gerne auch ohne Beleuchtung seines besten Stückes.

Denn Sie wissen ja: Richtungskontrolle vor dem Aufsetzen, glatt nach unten abrollen. Und danach sofort festhalten! Der heikelste Moment ist, genau wie beim Fliegen, die Landung.

Ihre Frau soll sich auf Sie verlassen können! Keine riskanten Fallrückzieher, keine Schlamperei mit den Kondomen. Es sei denn, die Familie soll noch größer werden. Aber das ist dann wiederum eine Entscheidung von zweien.

Ist die Familienplanung abgeschlossen, können Sie gerne über entscheidende Schritte, das heißt Schnitte, nachdenken. Wieso sollte sich Ihre Frau weiterhin mit der Verhütung belasten, wenn Sie bereits, sagen wir einmal, drei Kinder haben und sicher wissen, dass das für Ihre Familie die rechte Zahl ist? Eine Vasektomie, also eine Sterilisation des Mannes, ist ein kleiner ambulanter Eingriff. Im Gegensatz zu dem entsprechenden Eingriff bei ihr, der weit komplizierter ist und eine stationäre Operation erfordert. Und er behindert die Lust in keiner Weise. Im Gegenteil: Sie können dann beide ganz unbeschwert Ihre Leidenschaft ausleben, wann und wo immer es Ihnen gerade in den Sinn kommt.

So geht's: Baby, ja bitte!
Leider kommt auch häufig der umgekehrte Fall vor: Sie wollen ein Baby, das sich wiederum nicht einstellen möchte. Was auch immer Sie dann unternehmen, ist stets eine Sache von Ihnen beiden. Sex nach Kalender, Hormonbehandlung, künstliche Befruchtung. Das Repertoire ist groß, aber belastend. Überlegen Sie genau, was Sie sich zumuten wollen. Auch eine kinderlose Ehe kann sehr glücklich sein.

Raus aus der Routine

Der häufigste und hartnäckigste Liebeskiller ist allerdings ein hinterhältiger, der sich am liebsten einschleicht, wenn alles andere ganz gut geregelt scheint: die Routine.

Bestimmt wissen Sie schon ganz genau, wie es mit Ihrer Frau am schönsten wird. Sie haben ergründet, wo sie gerne gestreichelt werden möchte, ob ihre Brüste oder Pobacken es goutieren, sanft berührt oder herzhaft geknetet zu werden. Sie kennen ihre Lieblingsstellen und -stellungen und wissen, auf welchen Wegen sie am liebsten verführt werden möchte. Soll es sanft und romantisch sein oder kurz und wild? Ist *Dirty talk* als Vorspeise willkommen oder kommt die Nackenmassage besser an? Sollen die Lippenbekenntnisse nur als Zwischengang angeboten werden oder bis zum fulminanten Ende? Und wie haben Sie es denn besonders gerne?

Alles schon ausprobiert und bewertet?

Vielleicht haben Sie sich mit Ihrer Frau bereits auf einen idealen Ablauf geeinigt und ein immer gleiches vertrautes Ritual.

Gerade wenn Sie Kinder haben, kann die erprobte Standardnummer durchaus die Chance erhöhen, zwischendurch einmal sicher zum Sex zu kommen. Was heißt da schon Routine? »Wir sind froh, wenn wir einmal fünf Minuten Zeit für die Pflicht haben. Von der Kür wollen wir hier gar nicht träumen!«, meinen viele Eltern.

So nicht: Falsches Entrée!
Eine Aufforderung wie: »Wär's nicht mal wieder Zeit?«, oder »Meinst du nicht, wir sollten mal wieder?«, ist kein attraktives Vorspiel. Auch die Buchhaltung »wir haben in diesem Jahr erst dreimal zusammen geschlafen!« ist in der Liebe unangebracht. Qualität vor Quantität!

Doch die Routine ist auf die Dauer tückisch. Sie mag eine ganze Weile, vielleicht sogar einige Jahre, willkommen sein, denn schlecht ist sie ja nicht: Aber eben auch nicht wirklich aufregend. Wo bleibt die Spannung, wenn jeder schon genau den nächsten Schritt und die nächste Bewegung kennt? Nun wird sie sich gleich auf den Rücken drehen ... Dann ist der Weg nicht mehr weit: Sie spüren ihren Atem am Hals, ihre gehauchten Liebesworte, ihr zartes Aufbäumen kurz vor dem Kommen?

Angenehm, vertraut, routiniert. Doch immer das Gleiche.

Nicht nur für Sie, sondern auch für Ihre Frau. Fein, wenn sie es noch immer mag. Doch die ein oder andere beklagt sich schon einmal in einem vertrauten Moment ... Warum nur immer dieselbe lange Nummer? »Hat er einmal etwas gelernt, wird er den Ablauf wiederholen, bis zum Sankt-Nimmerleins-Tag. Im Tango wie im Tanzen: Der Mann hat keine Phantasie!«, sagt meine Freundin Hanna.

Vielleicht haben Sie ja auch gelernt, dass »Frauen länger brauchen«. Vielleicht hat Ihre Frau tatsächlich einmal gesagt, dass Sie sich gedulden sollen, um ihr auch eine Chance zu geben. So kann der Irrtum entstehen, dass es befriedigender für sie sei, wenn Sie den Akt einfach in die Länge ziehen. Doch ist die längere Dauer allein kein Indikator für besseren Sex: Lieber heiße fünf Minuten als lauwarme fünfzig!

Es geht um Hitze, Leidenschaft und Begierde! Lassen Sie sich doch einfach einmal fallen und entspannen Sie sich. Seien Sie zwischendurch einmal egoistisch, verführen Sie Ihre Frau und geben Sie den Ton an. Das kann ein wirkliches Aha-Erlebnis ergeben. Vielleicht ist sie ganz begeistert davon und sagt etwas wie: »Wow! Ich hatte schon gedacht, du könntest nicht schneller!«

Überraschung? Was wünscht sie sich eigentlich wirklich? Sprechen Sie ruhig wieder über Sex: Vielleicht möchte sie einmal innig geküsst und verwöhnt werden? Vielleicht sehnt sie sich ab und zu nach einem Quickie zwischen Tür und Angel. Vielleicht möchte sie einfach etwas Abwechslung: Mal hart und ein wenig aggressiv und dann wieder weich und zärtlich. Aber bitte nicht immer die lange Rücksichtnummer im Ehebett!

Die meisten Paare haben sich über die Jahre auf den »kleinsten gemeinsamen Nenner« geeinigt. Doch kann es durchaus belebend sein, einmal die besonderen Wünsche zu erfüllen. Vielleicht einmal einen schnellen Stunt ohne langes Drumherum einzuschieben und ein anderes Mal eine große Inszenierung zu wagen. Weit besser, als sich immer halbherzig in der Mitte zu treffen.

Entdecken Sie die Variation: In Ort und Zeit, in Länge und Lage. Vielleicht sind Sie Ihrer alten Lieblingsnummer ja auch längst überdrüssig? Nur weil Sie einmal gesagt haben, Sie mögen deftigen Eintopf, heißt das ja nun nicht, dass Sie den jede Woche essen wollen, oder? Je länger Sie warten, desto schwieriger wird es, den Ablauf zu ändern. Zu Recht wird sie dann fragen: »Warum hast du denn nie etwas gesagt?«

Seien Sie mutig, wagen Sie wieder mehr. Ideal ist es, wenn Sie dafür ein wenig Zeit haben. Und einen geschützten Raum, der nicht ohne Ankündigung geentert werden kann. Denn Kinder werden sich wundern, sollten Sie gerade Verkleidungsfest spielen, wo doch gar kein Karneval ist. »Papa, was machst du denn da?« Auch Eltern haben ein Recht auf Sex. Verteidigen Sie es vehement.

Wechseljahre

Das Liebesleben lebendig zu halten, ist wahrlich eine Aufgabe für zwei. Die Erotik zieht Impulse aus der Fremdheit, aus dem Geheimnis und aus der Unsicherheit, nicht aus der

Vertrautheit. Wer über Jahre so eng zusammenlebt wie Brüderchen und Schwesterchen, muss sich nicht wundern, wenn der Prickel verschwindet: Ist das nun meine oder deine Hand, die da auf meinem Bauch liegt?

Ein neuer Partner ist immer aufregender. Sie wissen nicht, wie er reagiert, Sie sind einfach neugierig, Sie wollen ihn erfahren und kennenlernen.

Ob er das auch auf die Dauer bleiben wird, ist zu bezweifeln. Über kurz oder lang sind Sie wieder am gleichen Punkt angelangt: Sie glauben ihn zu kennen, in- und auswendig. Sie haben wieder ihre Routinenummer, vielleicht eine neue, aber schon wieder genauso vertraut.

So ist es auch in der Ehe wichtig, immer wieder ein Stückchen Fremdheit herzustellen. Nicht alles gemeinsam zu machen, sondern seine eigenen Erlebnisse und Freundschaften zu pflegen. Rituale, die einem selbst guttun, denn sie beleben und regen die Phantasie an.

Reisen ist dazu wunderbar, aber auch der Sport: Gönnen Sie Ihrer Frau die Ausflüge, ermöglichen Sie Ihr die langen Abende mit den Freundinnen. Aber auch mit ihren Freunden: Tanzen, sich bewegen, den Körper spüren. Schwitzen und die Musik erleben, neue Bilder sehen. Aber auch in Form bleiben, sich pflegen und schön machen. Nicht gemeinsam im ehelichen Badezimmer, sondern beim Egotrip mit den Freundinnen. Das erfrischt und hält jung. Und die Lust lebendig.

Sie achten natürlich umgekehrt auch auf sich. Bodycheck! Sie lassen sich nicht gehen, egal, wie alt Sie werden.

Denn zum Erstaunen der Forscher sind es gar nicht die nachlassenden Östrogene, die Frauen in und nach den Wechseljahren die Lust nehmen. Sondern es ist der Mann, der zu wünschen übrig lässt: Schatz, du lässt dich gehen! 66 Prozent der verheirateten Männer haben Übergewicht, wir erinnern uns: Bierbäuche, schlampige Klamotten, Schnarchkonzerte in der Nacht.

Das hat keine gerne. »Lust trotz Hormontief. Einfluss der Menopause eher gering« titelt die *Süddeutsche* auf ihrer Wissenschaftsseite. Darunter der schöne Satz: »Wenn ältere Frauen keine Lust mehr auf Sex haben, liegt das nicht in erster Linie am Hormontief nach den Wechseljahren, sondern an ihren Männern.« Da sind Sie nun gefragt.

Bleiben Sie also in Form, machen Sie Sport, essen Sie gesund und rauchen Sie nicht. Rauchen und Übergewicht sind wahre Potenzkiller. Abspecken belebt nachweislich wieder die Lust.

Checkliste: Scharfe Sachen

- Sorgen Sie für Ihr Liebesleben: Schaffen Sie Zeit und Raum.
- Sie ist schwanger? Komplimente kommen gut an.
- Stellungswechsel – interessant und angenehm!
- Nach der Geburt: Zärtlichkeit und Zeit sind besonders wichtig.
- Verhütung partnerschaftlich regeln!
- Babysitter und freie Wochenenden schaffen neue Lust.
- Mach mal was anders: Variationen wagen!
- Neue Impulse für die Erotik: Belebende Egotrips …
- Gepflegt sei der begehrte Mann!

Auch wenn Sie einmal keine Lust haben zu Familienfeiern, und Verwandtenbesuchen: Drücken gilt nicht. Schließlich haben nicht nur Sie eine Familie geheiratet!

Das fordert den ganzen Mann

Wer seine Hochzeit in großem Rahmen gefeiert hat, sollte für jede Art von Familienfesten gewappnet sein. Eine Hochzeit erfordert bekanntlich äußerstes diplomatisches Geschick, schon bei der Auswahl der Einladungen (»Wer soll, wer kann kommen?«), bei der Entscheidung, welche Gäste zu welchem Teil der Feier willkommen sind und wer letztlich neben wem sitzen soll. Die Tischordnung ist wiederum das heikle Herzstück der gesamten Veranstaltung: Die Plätze rund ums Brautpaar gilt es überlegt zu arrangieren.

Häufige Schwierigkeit: Die Familien kennen sich kaum. Im Idealfall verstehen sich die Schwiegereltern, bei Pech haben sie sich schon beim ersten höflichen Kennenlernen als Vertreter unterschiedlicher Anschauung und Geschmacks erkannt. Mit dem Schwiegersohn kann man vielleicht noch leben, aber mit seinen Eltern? Da treffen Welten aufeinander, manchmal nur im übertragenen Sinne, oft aber auch tatsächlich, wenn sich unterschiedliche Nationen vereinen.

Immer seltener in unserer mobilen Gesellschaft wird die

Sandkastenvariante: die beiden, die schon als Kinder zusammen gespielt haben und bei den Nachbarn ein- und ausgegangen sind, heiraten auch. Doch selbst dann ist nicht garantiert, dass sich die Familien mögen.

Vielleicht haben Sie Ihre Hochzeit auch sehr spontan und nur zu zweit arrangiert, zum Beispiel während eines Trips nach New York oder Las Vegas. Oder Sie beschließen, komplett auf die bürgerliche Variante mit Standesamt, Brief und Siegel zu verzichten und verloben sich nur symbolisch. Auch das können Sie mit einer rauschenden Party feiern: Wir haben schon wieder nicht geheiratet! Aber wir lieben uns!

Schwanger auf den ersten Blick

So hat eine Kollegin einmal eine Geschichte überschrieben. Ihre eigene Geschichte: Sie kannte ihren Mann gerade einmal drei Tage, da war sie schon schwanger. Hoppla. Aber da es auch eine Liebe auf den ersten Blick war, war der Nachwuchs willkommen. Bei einer solch plötzlichen Veränderung des Lebens kann nicht auch noch eine große Feier organisiert werden, da müssen erst einmal die eigenen Gefühle sortiert werden.

Zu einer Familie gehören zunächst einmal zwei. Und die beiden müssen sich einig sein.

Später kann man immer noch Verwandte und Freunde einladen. In diesem Fall wurde die Taufe des kleinen Hans in großem Stil gefeiert. Eine »Wir-begrüßen-Hans«-Party, und alle sollen sich kennenlernen. Es war ein fröhliches rauschendes Fest am See mit einer wilden Mischung von neugierigen Leuten, Verwandten, Kollegen und Freunden. Wir haben uns gefreut, dabei sein zu können und wer sagt es: Die beiden sind noch heute ein glückliches Paar.

Viele Paare trennen auch die eigentliche Hochzeit, die sie lieber für sich und in kleinem Rahmen veranstalten, von einer großen Feier zu einem späteren Zeitpunkt. Vielleicht wenn die Braut nicht mehr schwanger ist und fröhlich mitfeiern kann – oder wenn wieder Kapazitäten für die Organisation frei sind.

Was und wann Sie auch feiern wollen: Es ist Ihre Entscheidung! Denn das ist schon einmal eine gute Voraussetzung. Sie bestimmen den Rahmen, den Ort und den Umfang der Party. Sie laden ein, wen immer Sie dabeihaben wollen. Lassen Sie sich die Gästeliste nicht von Dritten diktieren, auch wenn das Ihre Schwiegereltern sein sollten. Es ist *Ihre* Feier!

Feste feiern

Irgendwann trifft es jeden: Sie wollen feiern. Starten wir einmal mit den Familienfeiern, die aus diversen Gründen ab und an sein sollten. Ob Taufe, Einschulung oder runder Geburtstag, die Familie steht bereit und wartet auf die Einladung. Okay, Sie spielen mit. Dann ist das eine schöne Gelegenheit, sich als Dreamteam zu präsentieren. Sie sind selbstredend solidarisch mit Ihrer Frau und ziehen an einem Strang. Wann und wo wollen Sie die Korken knallen lassen?

Fein zu Hause

Es ist familiär und gemütlich, zu Hause zu feiern. Zumindest, wenn man über einigen Platz verfügt und die Gästezahl überschaubar ist, kann das eigene Haus oder die Wohnung eine gute Location abgeben. Kinder können sich frei bewegen, ohne allzu intensiv beaufsichtigt werden zu müssen. Sie kennen sich aus und haben ihr Spielzeug zur Hand – und können sich auch selbst als kleine Gastgeber für andere Kinder erproben. Selbst wenn sie müde werden, lässt sich ohne großen Aufwand ein kleines Lager auch für Gästekinder herstellen.

Die Logistik ist einfach, vielleicht wissen auch die Freunde oder Geschwister schon, wo sich alles findet, und können eventuell fehlende Requisiten holen oder zusätzliche ausborgen. Mit der Hilfe vom Party- und Getränkeservice lässt sich auch das Catering gut organisieren.

> **So geht's: Kleine Hilfen**
> Gute Freunde und Geschwister, aber auch Oma und Opa lassen sich möglicherweise gerne einspannen. Sie können feine Sachen fürs Büfett vorbereiten oder für gezielte Aufgaben eingeplant werden: Vielleicht kann einer stets für neues kühles Bier sorgen, ein anderer den Diskjockey geben?

Delegieren ist immer gut, aber bitte nicht immer an Ihre Frau. Wenn Sie bei der Planung im Vorfeld bestimmte Aufgaben übernommen haben, wie Getränke bestellen (oder selber einkaufen und schleppen), Diskjockey und Musik organisieren und so weiter, dann erledigen Sie diese selbstredend rechtzeitig und zuverlässig, ohne dass Ihre Frau Sie dreimal daran erinnern muss. Notfalls schreiben Sie sich einen Zettel.

Bedenken Sie auch Details, beispielsweise die Kühlung von Getränken. Im Getränkemarkt können Sie Crash-Eis dazu bestellen, das in großen Wannen (oder im Badezimmer) einen Abend lang kühlt. Wo sollen die Getränke aufgestellt werden, wo das Büfett? Liegt genügend Sekt und Weißwein kalt? Brauchen wir noch zusätzliche Gläser, Teller und Besteck?

Eventuell rechtzeitig ausleihen oder notfalls auf Einwegware zurückgreifen.

Soll getanzt werden? Dann reicht es meist nicht aus, den Teppich einzurollen, sondern ein ganzes Zimmer muss ausgeräumt werden. Welches passt am besten, wo ist genügend Platz?

Fein raus ist, wer einen Garten hat. Doch was passiert, wenn es regnet? Ist im Notfall auch drinnen für alle Platz? Wie wäre es im Sommer mit einem zünftigen Barbecue, einmal ganz amerikanisch. Und wer übernimmt den Job am Grill?

Spielen Sie verschiedene Varianten durch – und achten Sie immer darauf, dass diese auch Ihnen Raum und Zeit für Ihre Gäste lassen. Alle sollen sich wohlfühlen, auch Sie als Gastgeber. Vielleicht kann alles vorab so arrangiert werden, dass jeder selbst zugreifen kann? Oder Sie organisieren Personal: Das können erwachsene Kinder der Nachbarn sein oder auch Profis vom Partyservice. Es gibt viele Möglichkeiten!

Trotz aller Umsicht bleibt am Tag selbst noch genug zu regeln und zu tun, was vielleicht nicht im Vorfeld bedacht werden konnte. Und hier greift Regel Nummer 1: Der Gastgeber ist der Gastgeber.

Auch wenn Sie der »Herr des Hauses« sind, benehmen Sie sich niemals wie ein zusätzlicher Gast und lassen Ihre Frau laufen. »Schatz, könntest du Peter ein Glas holen, er hat noch nichts zu trinken?«, oder gar: »Kannst du mir bitte einen Rotwein bringen, wo du gerade stehst?« – Nein! Sollten Sie nicht gerade mit einem Bierfass jonglieren oder einen Tisch in der Hand haben, bemühen Sie sich in jedem Fall selbst darum!

In der Regel wird es Ihr Job sein, ein Auge auf die Getränkelage zu haben. Es sei denn, Sie sind ein begnadeter Koch und stehen am Herd, dann kann natürlich auch Ihre Frau die Flaschen öffnen ... Oder ein Dritter, der dazu bestimmt wurde. Natürlich gilt bei der eigenen Feier die Regel: Die alkoholischen Getränke sind in erster Linie für die Gäste bestimmt! Sie halten sich fein zurück und behalten den Überblick, die Heiterkeit und die gute Laune.

Selbst wenn alles aufs Vortrefflichste arrangiert und geplant wurde, gibt es gerade bei Familienfeiern eine Menge Zündstoff. Denn hier treffen Menschen aufeinander, die nicht ein Hobby oder eine Lebensanschauung verbindet: Hier treffen sich Charaktere. Menschen mit völlig unterschiedlichen Ansichten und Empfindlichkeiten.

Sei es, dass die pubertierende Nichte kein Fleisch mehr isst und den ganzen Abend lang über den Wahnsinn der Massentierhaltung referiert. Sei es, dass die Oma ganz in Gedanken mit ihrem Gebiss spielt. Auch unter Geschwistern gibt es ergiebigen Sprengstoff: Da werden Leistungen verglichen und alte Rechnungen wieder aufgemacht. »Du warst schon als Kind immer so zickig !«

Die eigenen Kinder werden gerne über den grünen Klee gelobt, während sich die Brut vielleicht gerade in die Garage abgesetzt hat, um dort die ersten Zigaretten zu testen oder das Motorrad zu zerlegen. Frauen verstehen sich darauf, feine Pfeile abzuschießen, die nach außen liebevoll in Diätrezepte verpackt sind: »Hast du dein Gewicht denn gehalten, wo du dem Käsekuchen schon wieder so unbeschwert zusprichst?«

Hier sollten sich die Gastgeber einig sein und mit entspannenden Worten für Ablenkung sorgen. Versuchen Sie den Ball flach zu halten, auch wenn die Emotionen hochschwappen. Zündeln Sie nicht selbst herum und gießen Sie kein Öl ins Feuer. Gerne werden Familienfeiern dazu missbraucht, sich endlich einmal alles das zu sagen, was man sich schon immer sagen wollte. Schließlich sieht man sich sonst nicht häufig genug. Spielen Sie nicht mit!

Der gute Ehemann lässt immer mal seine Augen schweifen, um Gläser aufzufüllen, Stühle und Teller herbeizutragen, um Nachzüglern und unerwarteten Begleitern Platz zu schaffen. Natürlich lobt er gelegentlich auch seine Frau. Immerhin haben sie gemeinsam vorgeplant mit einer ausgefuchsten Ablaufliste.

Die Feierprofis

Vielleicht haben Sie auch eine Familie geheiratet, die seit Jahren ausgebufft und routiniert im Feiern ist und längst ihre Rituale entwickelt hat. Von solchen Familien kann man nur lernen. Sie sind meist entspannt und unkompliziert. Beim Essen sind sie nicht wählerisch, und sie sind stets bereit mit anzupacken.

Zum Ausgleich stehen sie immer mal wieder vor der Tür, mit ein paar Flaschen oder einem Picknickkorb als Überraschung. Wenn einer gar Geburtstag hat, ist alles klar: Hat er sich nicht ausdrücklich abgemeldet (und ist dazu mindestens bis Florida gereist), rücken sie vollzählig an. Die Familie ist dabei. Dem Geburtstagkind obliegt es dann, für ausreichend Häppchen zu sorgen und für Getränke in rauen Mengen. Sollte es einmal wirklich nur für Schnittchen und Knabberzeug gereicht haben, wird nicht genölt, sondern einfach noch ein großer Obstkorb dazu gestellt oder eine Käseplatte herbeigezaubert. Wozu gibt es Nachbarn und den 24-Stunden-Supermarkt im Bahnhof?

Eine der gelungensten Feiern fand unlängst zum Schulanfang von Pia statt. Beauftragt wurde ein befreundeter Gastwirt (klar kennen die Feierprofis einen solchen, Sie vielleicht auch?). Er brachte am Morgen die Gartenmöbel und den Grill, am Nachmittag das Bierfass und die kalten Platten. Aus seinem Lokal stellte er eine umsichtige Bedienung ab, die zwei Stunden lang den Grill bediente und die kalten Platten renovierte, danach mixte sie die Getränke. Zwischendurch räumte sie Gläser auf, bestückte den Geschirrspüler und alle, sogar die Gastgeber waren bei dieser Feier Gast. Diese Ausgabe hat sich auf alle Fälle gelohnt!

Feiern mit Kindern

Sollten Sie viele Babys und Kleinkinder in der Familie haben, bietet sich ein spätes Sonntagsfrühstück an. Als Büfett. Die Babys wurden noch zu Hause gestillt oder gefüttert und sind am Vormittag dann meist ausgeschlafen und friedlich. Jeder Erwachsene kann sich selbst bedienen und in Ruhe frühstücken. Sind alle glücklich, ist ein Spaziergang zum Spielplatz perfekt. Die Babys können in den Buggys schlafen, die Kinder spielen sich müde für einen Mittagsschlaf. So haben Sie wieder eine halbe Stunde gewonnen, um sich zu unterhalten.

Anschließend gibt es noch Kaffee und Kuchen für alle. Und bevor die Kleinen nölig werden, lassen sich die Gäste gerne verabschieden. Kinderzeiten! Gegen den Tagesrhythmus von Babys anzufeiern, macht keinen Sinn. Aber das wissen Sie als guter Vater ja sicherlich schon ganz genau.

Kindergeburtstag!

Neben den Feiern mit Kindern gibt es natürlich auch die Feiern für Kinder. Geburtstag ist für sie der aufregendste Tag im Jahr! Da stehen sie im Mittelpunkt und werden wieder ein ganzes Jahr älter.

Für Kinder ist es das Größte, wenn Papa dabei ist! Mütter sind sie ja meist gewohnt, das ist der Alltag. Am Geburtstag soll bitte schön auch Papa präsent sein: Denn mit Papa ist immer alles anders, wilder, verrückter, aufregender.

Vor der Feier kann sich der gute Vater nicht drücken. Es ist kein guter Stil, immer am Geburtstag des Kindes einen wichtigen und unaufschiebbaren Termin zu haben. Überhaupt gar nicht! Tragen Sie sich diesen Tag dick und fett in den Kalender ein und halten Sie ihn frei. Auch Ihre Frau wird Ihnen für diesen Liebesdienst sehr dankbar sein. Denn jede Schar Kinder kann mehr als einen Erwachsenen gebrauchen.

Kleine Hilfe: Wenn der Tag allzu ungünstig liegt, können Sie die Party aufs Wochenende verlegen. Kleine Feier mit Kuchenessen, Geschenken und Mama unter der Woche, Party mit allen Gästen und Papa am Samstag!

Und so geht's:

- Egal wie verlockend die Angebote von der Töpferwerkstatt bis zum Fastfood-Restaurant auch sind: Das Größte für Kinder ist nach wie vor der klassische Geburtstag mit Spielen, Belohnungen und Wohnung verwüsten.
- Die Spiele (Topfschlagen, Schokoladenessen, Brezelschnappen, Eierlaufen und so weiter) müssen vorbereitet werden. Die Utensilien, genügend passende Belohnungen und Essen und Trinken wird wohl Ihre Frau bereithalten. Sie halten Gelassenheit und Alternativen bereit, sollte etwas danebengehen.

Machen Sie sich auf etwas gefasst:

- Je jünger die Kinder, desto mehr Geheul gibt es. Zum Beispiel wenn der Preis beim Topfschlagen nicht der richtige war, nicht alle gleich viel gewonnen haben und das Geburtstagskind ständig der Sieger war.
- Gerade das Geburtstagskind ist in der Regel wie ein rohes

Ei zu behandeln. Schließlich ist es *sein* Tag, also müssen alle nach seiner Pfeife tanzen. Glaubt es. Die kleinen Gäste sehen das anders: Sie sind zu einer Party eingeladen und wollen nur eines: Spaß!

- Das ist Papas Stunde: Mit Ihrer tiefen Stimme und Ihrer entspannten Art werden Sie die Wogen schnell glätten. Vielleicht nehmen Sie das Geburtstagskind einfach auf die Schultern oder machen beim Eierlauf absichtlich so viel falsch (falsche Richtung, falsches Ei), dass die Kinder vor Lachen die Unbill vergessen. Talente als Clown sind herzlich willkommen.
- Vielleicht haben Sie auch andere gute Ideen? Zum Beispiel den Rasenmäherparcours, den einer der besten Ehemänner unlängst erfunden hat? Auf dem traktorähnlichen Rasenmäher konnte immer ein Kind mit dem Papa sitzen und um einen festgesteckten Parcours herumkurven. Die beste Ehefrau dazu: »Natürlich war der Rasen anschließend hin, aber wen kümmert das im Dezember?«
- Wenn Sie dabei sind, was wir hoffen, sollten Sie allerdings nicht im Stile eines Feldwebels die Regie übernehmen. Bei sportlichen Spielen sollten Sie sich an die Leitlinien des gemeinsamen Sporttreibens erinnern: Das ist kein Leistungskader, sondern eine Nachwuchsmannschaft. Also üben Sie sich in Geduld und Gelassenheit! Just relax.
- Am Abend werden alle Kinder wieder abgeholt! Bis auf Ihre eigenen natürlich. Dauert der Abschied länger als geplant, stets ausatmen und dran denken: Geburtstage finden nur einmal im Jahr statt.
- Gemeinsam aufräumen geht schneller und macht mehr Spaß!
- Spendieren Sie Ihrer Frau am Abend – wenn endlich auch das Geburtstagskind schläft – ein besonders feines Glas

Wein, einen Champagner oder/und eine zärtliche Massage. Juhu, wieder einmal gutgegangen. Auf das Team!

So geht's: Erste Hilfe
Trotz kindergerechter Wohnung und Übersicht im Garten, immer mal wieder verletzt sich ein Kind. Gut ist es da, Desinfektionsmittel und Pflaster griffbereit zu haben. Auch Wundsalbe und gemeinsam pusten bläst kleine Schrammen schnell hinweg. Vor allem, wenn Sie außer Haus feiern, auf dem Spielplatz, im Park oder gar eine Schnitzeljagd veranstalten, sollten Sie unbedingt ein Erste-Hilfe-Set dabeihaben!

Feiern anderswo

Bei größeren Gesellschaften gibt es keine Wahl: Da müssen Profis her. Selbst wenn Sie ausreichend Platz hätten, ist es doch einfacher, die gesamte Feier auszulagern. In den Garten der Gastwirtschaft oder gar in den Saal, sollte auch getanzt werden und die Musik spielen.

Selbst zum vierzigsten Geburtstag wollen Sie sicherlich einen schönen Rahmen schaffen: Eltern und Geschwister, die engen Freunde und die besten Nachbarn, die Zahl der Gäste sprengt meist jede übliche Hütte. Also gilt es, rechtzeitig den passenden Ort zu finden.

Toll für Sie und Ihre Frau: Wenn Sie die Küche nicht ganz genau kennen, sollten Sie unbedingt probeessen und erste Gespräche mit dem Wirt führen. Wo genau könnte die Feier stattfinden, was hat er anzubieten?. Natürlich testen Sie verschiedene Lokale, um einen Vergleich zu haben. Herrliche Vorbereitungen, die lange vor der Feier zu treffen sind.

Wichtig ist zu überlegen: Wo werden Sie sich wohlfühlen? Was wird Ihrer Familie gut gefallen? Ist der Ort einfach zu finden und eventuell auch mit öffentlichen Verkehrsmitteln zu erreichen? Letztlich muss es kein dekoriertes Sterne-Restaurant sein, vielleicht passt ein familiäres Ausflugslokal besser, das im Garten einen großen Spielplatz hat. Zumal wenn Kinder mitfeiern, sollten die ja auch Spaß haben (und sich zumindest hin und wieder alleine beschäftigen können!).

Für weitere Details der Planung gibt es gute Ratgeber, die Tipps von der Gestaltung der Einladungen über die Menüwahl (immer auch an Vegetarier, Diabetiker und Allergiker denken!) bis hin zum stilgerechten Abschied enthalten.

Wenn Sie auswärts feiern, ist das nicht ganz so persönlich wie zu Hause. Aber es hat einen großen Vorteil: Es entlastet Sie und vor allem Ihre Frau. Sollten Sie also wenig Zeit haben und im Beruf sehr angespannt sein, ist es eine gute Idee, auch bei kleineren Feiern über diese Alternative nachzudenken.

Last, but not least ein Tipp für den kleinen Geldbeutel: Wer keine große Feier finanzieren kann, kann auch zum Brunch einladen oder in den Biergarten. Sie spendieren den Brunch oder das Picknick, und jeder bestellt beziehungsweise holt sich die Getränke selbst. Auch das kann eine ausgelassene und fröhliche Party werden: Hauptsache, Sie haben Spaß und sehen Ihre Freunde!

Checkliste: Feste feiern

- Es ist Ihre Entscheidung, was Sie wann feiern wollen.
- Beschließen Sie große Feste nur mit Ihrer Frau.
- Zu Hause zu feiern ist persönlich und vor allem mit Kindern praktisch.

- Checklisten fertigen und Aufgaben aufteilen.
- Nutzen Sie nach Möglichkeit Getränke- und Partyservice.
- Delegieren ist gut, aber bitte nicht nur an Ihre Frau.
- Gute Gastgeber sind entspannt und gut gelaunt!
- Kindergeburtstag ist Papas liebste Pflicht: Für jedes Kind nur einmal im Jahr!
- Bei wenig Zeit und vielen Gästen: Auswärts feiern!

Unter Müttern – die Mutter Ihrer Frau

Aus Sicht Ihrer Schwiegermutter haben Sie alles richtig gemacht! Sie haben ihre Tochter geheiratet und damit ordentliche Verhältnisse geschaffen. So ist's recht. Da freuen sich die Eltern – und sind häufig bereit, auch eine große Feier zu unterstützen. Sie wollen gerne mit Ihnen als wohlgeratenem Schwiegersohn angeben und sind erleichtert: Hoffen sie doch oft auch ganz traditionell darauf, ab jetzt nicht mehr finanziell zuständig zu sein! Nun sind im Zweifel Sie in der Pflicht.

Vielleicht lauern sie auch direkt auf die nächste freudige Nachricht, sollten Sie nicht schon Kinder haben oder sich der Nachwuchs bereits abzeichnen. Juhu, wir werden Großeltern!

Haben Sie Glück, gewinnen Sie mit den Schwiegereltern eine freundliche und liebevolle Unterstützung: Vielleicht ist Ihre Schwiegermutter bereit, ihre Tochter in der Schwangerschaft zu begleiten, zu beraten und erste Babysitterdienste zu übernehmen. Wird sie doch sehr an ihre eigene Zeit als junge Mutter erinnert: Babys haben schon etwas Gewinnendes!

Mit Ihrer Schwiegermutter werden *Sie* üblicherweise kaum Probleme haben. Sie wird Sie lieben, haben Sie die Tochter doch vor der Ehelosigkeit – idealerweise auch vor der Kinderlosigkeit bewahrt.

So geht's: Der praktische Filter
Schwiegermütter reden gerne mit netten Schwiegersöhnen, erzählen ihnen Anekdoten und uralte Geschichten, neue von unbekannten Nachbarn und befreundeten Familien. Gut kommen Sie mit ihr deshalb aus, wenn Sie einfach zuhören. Sie müssen sich ja nicht alles merken …

Für Ihre Frau kann das anders sein: Oft ist das Mutter-Tochter-Verhältnis auch in späten Jahren etwas unausgegoren. In aller Regel nehmen Mütter ihre Töchter nicht in Schutz, sondern führen sie vor. Anders als Söhne, die in jeder Situation und Lage von ihren Müttern verteidigt werden, werden Töchter stets kritisch beäugt und beurteilt. Oft arbeiten sie hart daran, es der Mutter recht zu machen, was leider fast unmöglich scheint: Immer bleibt ein Grund, die Tochter zu kritisieren. Und sei es nur, dass die Nachspeise nicht die richtige war: »Du weißt doch, dass ich Eis ganz schwer vertrage!«

Da muss der gute Ehemann gekonnt agieren. Bemerkungen der Art, dass die Tochter noch nie Neigung zum Kochen gezeigt habe oder schon immer eine Wolke von Chaos hinter sich herzog, ignoriert er besser.

Bei scheinbar unverfänglichen Fragen, die mit »Meinst du nicht auch, Karin/Ilse/Marie sollte …« beginnen und mit »weniger arbeiten, besser kochen, sich anders anziehen« und so weiter enden, sollten Sie auf der Hut sein. Auch wenn Sie vielleicht ebenfalls dieser Meinung sein sollten, tuten Sie jetzt bitte nicht ins selbe Horn! Üben Sie sich stattdessen in ausweichend diplomatischen Antworten, die alles offen lassen.

Sonst wird Ihre Frau später triumphierend zu hören bekommen: »Dein Mann meint auch …!« Und sie wird Ihnen zu Recht vorwerfen, Sie seien Ihr in den Rücken gefallen.

Gerade wenn Ihre Schwiegermutter in der traditionellen Hausfrauenrolle gelebt hat, wird sie neidisch auf eine partnerschaftliche Ehe sein. Vereinbarkeit von Beruf und Kind hält sie deshalb für neumodischen Quatsch, Kinderkrippen für unzumutbar. So wird sie vielleicht keinerlei Lust verspüren, ihre Tochter über die ersten Wochen hinaus zu unterstützen, und betonen: »Ich habe auf meine Kinder auch selbst aufgepasst!«

Da können Sie als guter Ehemann eingreifen: Schließlich haben Sie als Paar beschlossen, Geldverdienen und Kinderbetreuung so aufzuteilen, wie Sie es tun. Das ist in jedem Fall ein schwieriger Kampf und gerade für Ihre Frau häufig mit einem schlechtem Gewissen und dem Gefühl verbunden, niemandem gerecht zu werden. Doch allein der Versuch verdient die Hilfe – und keine zusätzlichen Knüppel zwischen den Beinen!

Gerade traditionell eingestellte Schwiegermütter lassen sich von Ihnen sicherlich eher einen Rat geben als von ihrer Tochter, der sie wie viele Mütter die Kompetenz absprechen. Verteidigen Sie Ihre Frau! Stehen Sie zu ihr!

So geht's: Feinfühlige Kritik!
Sollten Sie an Ihrer Frau unangenehme Züge entdecken, die sie möglicherweise von ihrer Mutter übernommen hat, sagen Sie niemals: Du wirst wie deine Mutter! Es sei denn, Sie wollen die Scheidung! – Gibt es Grund zur Kritik, dann

äußern Sie diese in einer ruhigen Stunde. Aber bitte nicht in der Nähe der Schwiegermutter und ohne einen Zusammenhang herzustellen.

Sie haben die Frau Ihres Herzens geheiratet, weil keine so wunderbar war wie sie. Das sollten Sie Ihrer Schwiegermutter beibringen. Dann lässt sie vielleicht irgendwann auch die Stichelei mit den ungeputzten Fenstern und dem Soufflé, das immer zusammenfällt.

Papa weiß das!

Eher Probleme als die Schwiegermutter könnte Ihnen der Schwiegervater bereiten. Vielleicht ist Ihre Frau »Papas Kind« und hält ihn insgeheim noch immer für den größten Mann unter der Sonne. Dann wird sie vielleicht bei jeder Frage zum Telefonhörer greifen, bevor Sie noch zum Überlegen kommen oder einen Kumpel fragen können. »Papa weiß das sicher!« Prima, wenn Papa das weiß. Problem gelöst, könnten Sie jetzt denken. Wahrscheinlich nagt es jedoch an Ihrem Selbstbewusstsein, wenn Papa immer alles weiß und kann. Vielleicht ist er sogar noch größer und betuchter als Sie?

Nur keinen Neid und bitte kein Haar auf seinem Sakko suchen. Seien Sie schlau: Den Mann sollten Sie sich gewogen machen!

- Schätzen Sie sein Wissen, fragen Sie ihn oft selbst um Rat.
- Machen Sie ihm Komplimente über das Erreichte – und über seine wundervolle Tochter.
- Seien Sie diplomatisch, sollten Sie einmal anderer Meinung sein.

Und freuen Sie sich darüber, dass es ihn gibt! Solange Sie

einen Schwiegervater haben, ist Ihre Schwiegermutter nicht alleine.

Schwiegersohn hilf!

Manch ein Schwiegervater hat allerdings noch etwas anderes vor im Leben. Vielleicht wandelt er im hohen Alter wieder auf Freiersfüßen und verschwindet so aus der Familie. Oder er verunglückt beim Paragliden oder stirbt ganz banal an einem Herzinfarkt.

In jedem Fall ein herber Verlust für die Familie, traurig und schwer zu verstehen. Und da entsteht schon ein neues Problem, mit vielen praktischen Aspekten. Zumal, wenn vielleicht ein Haus zu versorgen ist, Buchhaltung immer die Sache des Schwiegervaters war oder der Garten grünt und gedeiht. Ist Ihre Schwiegermutter nun also alleine, wird sie versuchen, einen neuen Mann im Haus zu organisieren. Wen hält sie dabei für zuständig? Sie natürlich. Nein, Sie müssen sich gar nicht umschauen. Da ist kein anderer!

Ich kenne einen guten Schwiegersohn, der alle paar Monate achthundert Kilometer durch die Republik fahren muss – natürlich mit seiner Liebsten an der Seite –, um die Schwiegermutter zu besuchen. Er hat den Mantel noch nicht abgelegt, da hat er bereits eine Heckenschere in der Hand. Leider kann nur schwerlich aufs Flugzeug oder den Zug umgestiegen werden – denn wie sollte sonst das Werkzeug transportiert werden? Und schließlich muss man vor Ort mobil sein, um Baumärkte und Recyclinghöfe aufsuchen zu können. Mit dem Farbeimer lässt sich nur mühsam Straßenbahn fahren.

Per Ferndiagnose wird in den Phasen zwischen den Besuchen versucht, den kaputtgegangenen Schalter zu beurteilen oder die schadhafte Stelle hinter der Heizung. Und helfen kann man nicht mal nebenbei. – Vielleicht ziehen Sie doch besser in die Nähe? Dann werden die Wege kürzer. Und man könnte auch einmal in Ruhe über alles reden.

Checkliste: Die liebste Schwiegermutter!

- Als Schwiegersohn werden Sie üblicherweise geliebt.
- Aber: Lassen Sie sich nicht von ihr einwickeln und ins Boot ziehen.
- Verteidigen Sie Ihre Frau in jeder Lage!
- Seien Sie ritterlich und helfen Sie der Schwiegermutter bei Bedarf.
- Hören Sie ihr zu: Wichtiges bitte merken!

Ihre Mutter – Zündstoff in jeder Beziehung

Im Grunde haben Sie es gut: Zwei Frauen in Ihrem Leben und beide wollen nur Ihr Bestes! Doch in der Art und Weise, wie Sie denn glücklich zu machen seien, haben die beiden oft sehr unterschiedliche Ansichten.

Sie tun in jedem Fall gut daran, klare Unterscheidungen zu machen. Ihre Frau ist Ihre Frau. Sie leben mit ihr zusammen und stimmen sich in Zweifelsfragen zunächst und immer mit Ihrer Frau ab. Kommt Ihre Mutter zum Beispiel auf die Idee, zusammen Silvester zu feiern oder endlich einmal wieder gemeinsam zu verreisen, sagen Sie keinesfalls direkt zu. Halten Sie es wie mit Ihrem Arbeitgeber. Gewinnen Sie Zeit mit dem Zaubersatz: »Das muss ich erst mit meiner Frau besprechen!«

Ihre Mutter ist Ihre Mutter. Sie kann Vorschläge unterbreiten, raten und ihre Meinung kundtun, zu sagen hat sie Ihnen, als erwachsenem Mann, allerdings nichts mehr. Und auch Ihrer Frau sollte sie nicht versuchen mehr als unverbindliche Ratschläge zu geben: Sei es nun in der Frage der Küche oder der Haushaltsführung. Hilfe ist gerne willkommen. Aber einmischen, schon gar in intime Dinge, geht gar nicht. Und doch wird sie das immer wieder versuchen, zumal zu Beginn einer Ehe. Glaubt sie doch, sich durch ihre Lebenserfahrung besser auszukennen.

So geht's: Klassische Kost
Wenn Ihre Mutter vorzüglich kocht, kann sie das doch auch weiter tun. Schätzen Sie keinen Braten so wie ihren, bitten Sie sie doch einmal, für alle zu kochen. Sie wird sich freuen – und Sie haben lecker zu essen und Ihre Frau wenig Stress. Bedanken und loben bitte nicht vergessen!

Problematisch kann es werden, wenn Sie dicht zusammenleben. Gerade auf dem Land gibt es sehr enge Wohnformen, mit zwei Häusern nebeneinander oder gar mit zwei Familien unter einem Dach. Wenn Ihre Mutter dann schnell mal die Wäsche im gemeinsamen Garten abhängt, weil eine Gewitterfront aufzieht, ist das sicherlich umsichtig und nett gemeint. Doch wo parkt sie die Wäsche dann? In Ihrem Hausflur, oder meint sie vielleicht, sie in die Wohnung bringen zu müssen?

Eine Freundin fand ihre Schwiegermutter unlängst im Schlafzimmer vor, wo sie nur eben mal die Gardinen abhängen wollte. Es sei doch nun bereits Frühling, und sie sei ja wohl noch nicht dazu gekommen (so beschäftigt, wie sie immer sei, und sie wollte doch nur helfen). Vorsicht!

Hier muss es klare Regeln geben, sonst ist der Streit programmiert. Feinfühlig und diplomatisch, aber auch mit Nachdruck sollten Sie hier Grenzen ziehen: Mutter, das ist nicht deine Sache! Da hast du dich bitte nicht einzumischen!

Das gilt auch und gerade in der Kindererziehung. Natürlich glaubt Ihre Mutter, alles richtig gemacht zu haben. Denn sind Sie nicht ein wirklicher Prachtkerl geworden? Besitzerstolz auf ihren Stammhalter! Jahrhundertealte Traditionen, in denen der Wert der Mütter nach der Zahl der Söhne bemessen wurde, glimmen hier immer mal wieder auf. Glücklicherweise sollten diese Ansichten zumindest in unserem Teil der Welt vorbei sein!

Heikle Erziehungsfragen

Übernimmt Ihre Mutter die Kinderbetreuung, dann tut sie es freiwillig, unentgeltlich und mit aller Liebe. Der gute Ehemann fragt also, ob die Zeit passt und bedankt sich artig. Sind die Kinder bei ihr, kann sie grundsätzlich schalten und walten, wie es ihr gefällt.

In grundsätzlichen Erziehungsfragen stimmen Sie sich allerdings besser ab. Nicht jeder schätzt es, wenn die Kinder im zarten Alter von drei und fünf von Oma auf die Montagsdemonstration geschleppt werden oder mit Opa Motorroller fahren dürfen. Und wenn Sie gerade Konsequenz beim Zubettgehen üben, werden Sie es nicht lieben, wenn sie bei Oma und Opa noch Krimis sehen oder fünfmal wieder ins Wohnzimmer kommen dürfen.

In Erziehungsfragen haben sich weder Ihre Mutter noch die Schwiegermutter einzumischen! Sie und Ihre Frau geben die Leitlinien aus, kein anderer der Familie. Omas und auch Opas können höchstens raten, aber nicht entscheiden.

Hier und da gibt es ganz moderne Beziehungen. Offen und liberal ist man in der Familie gewohnt über alles zu sprechen: Verhütungsfragen werden gerne am Küchentisch diskutiert, Lieblingsstellungen und die Frage nach eventuellen Nebenbuhlern werden über dem Osterlamm erörtert. Sollte Ihre Frau auf solche Outings nicht stehen, hat sie Ihnen das hoffentlich bereits im Vorfeld der Eheschließung deutlich gemacht. Umgekehrt würden Sie es sicherlich auch nicht schätzen, wüsste Ihre Schwiegermutter genau Bescheid, wie Sie gebaut sind oder wie Sie es am liebsten haben.

Nein, es geht Ihre Mutter gar nichts an, wie es im Bett so läuft. Auch nicht, wenn es mit dem Nachwuchs nicht so schnell klappt wie gewünscht. Das ist nicht ihre Sache, überhaupt nicht. Sollten Sie irgendein intimes Problem haben, haben Sie hoffentlich – zumal bei Ihrer freien Erziehung – einen guten Freund, mit dem Sie sich aussprechen können.

Ich halte es auch nicht für eine gute Idee, sich bei der Mutter Rat zu holen. Der Freund einer Freundin hatte nicht nur die Dreistigkeit, sich über ein halbes Jahr eine gepflegte Affäre zu leisten. Nein, er musste anschließend mit seiner Mutter besprechen, wie und was er davon denn beichten sollte. Ha! Ich hätte ihn nicht wegen der Geliebten verlassen. Sondern wegen dieses Vertrauensbruchs: Ist er nicht Manns genug, das selbst zu entscheiden? Schließlich hat er sie wohl auch nicht gefragt, bevor er die Geschichte anfing.

Was wird Ihre Mutter Ihnen denn raten? Zumal, wenn sie die Schwiegertochter als Nebenbuhlerin empfindet und sie konsequenterweise noch nie leiden konnte? Heikle Fragen.

Angeblich wird in Deutschland jede achte Ehe geschieden, weil Schwiegertochter und Schwiegermutter sich nicht verstehen. Doch müssen sie sich denn verstehen? Im Zweifel hilft die Trennung von Tisch und Bett. Sie müssen sich entscheiden, mit wem Sie leben wollen.

Ein krasses Beispiel:

Hanne und Hans starteten glücklich in die Ehe, alle verstanden sich prächtig. Die Eltern des Mannes besaßen ein Grundstück, und als die Kinder kamen, schenkten sie dem jungen Paar den Bauplatz mit einer kleinen Auflage: In dem zu errichtenden Haus sollte eine Einliegerwohnung für die (Schwieger-) Eltern sein. Das Haus wurde gebaut, die Wohnungen bezogen und ein hübscher Garten angelegt. Seine Eltern gingen in Rente und hatten Zeit, sich um die Kinder zu kümmern.

Leider war seiner Mutter offensichtlich langweilig und sie begann, kleine Spielchen zu spielen, hier und da eine kleine Geschichte oder Unwahrheit zu erzählen, um zu sehen, was die beiden daraus machten. Das trieb sie so lange, bis die Ehe in Scherben lag. Zum Glück gingen die beiden noch zu einer Eheberaterin, die mit geschickten Fragen die Hintergründe ans Licht brachte. Der Ehemann bekannte sich so eindeutig zu seiner Frau und Partnerin, dass sich seine Mutter eine andere Wohnung suchte.

Also: Wehret den Anfängen. Üblicherweise klappt es gut, wenn Sie sich als Paar einig sind und sich entsprechend verhalten.

Checkliste: Ihre Mutter – ist Ihre Mutter!

- Klare Bekenntnisse: Ihre Ehefrau ist Ihre Ehefrau.
- Nicht jeder muss alles voneinander wissen.
- Distanz schafft Freiheit.
- Grenzen ziehen, Einmischungen verhindern.

- Klare höfliche Ansagen erleichtern den Umgang.
- Die Leitlinien der Kindererziehung bestimmen die Eltern.
- Gemeinsame Unternehmungen: vorher mit der Ehefrau abstimmen!

Freunde!

Allein in Deutschland gibt es Nord-Süd-, Ost-West und Stadt-Land-Ehen. Dazu echte bilinguale Ehen mit unterschiedlichen Nationalitäten.

Meine Freundin Iris, die in einer Ost-West-Ehe lebt, sagt: »Die Freunde meines Mannes sprechen fremde Sprachen. Für mich so unverständlich wie Kabarett.«

Ich glaube, die Freunde der Männer sprechen nicht in einer anderen Sprache, sie sprechen gar nicht. Sondern sie verständigen sich mit geheimen Morsezeichen. Selbst wenn ich ununterbrochen neben meinem Mann und seinen Freunden stehe, höre ich beispielsweise nichts von einer Verabredung. Auf dem Weg nach Hause sagt er dann: »Ach übrigens, nächstes Wochenende grillen wir bei Michael.« – Wie, wann habt ihr das denn ausgemacht?

Schon im Kindergarten erfinden beste Freunde Geheimsprachen, die nur sie verstehen. Das schafft ein besonderes Zusammengehörigkeitsgefühl. Wir beide gegen den Rest der Welt: Nur wir wissen, das »godejong« der Pfarrersohn und »schnielipitz« der doofe Hausmeister ist … Später ist es die Clique, die sich mit besonderen Zeichen zu verständigen weiß, heute der feine Hafenclub oder die Rudergemeinschaft.

Von den Genossen, die sich auf Parteitagen mit speziellen Abstimmritualen und dem Absingen von Liedern motivieren und beschwören, einmal ganz zu schweigen.

Freunde sind unverzichtbar!

Doch wie auch immer sie sich verständigen, gute Freunde sind einfach klasse. Während die lieben Verwandten ein heikles Thema sind, machen die Freunde meist viel Freude. Schließlich hat man sich diese ja selbst ausgesucht!

Neben den gemeinsamen neuen Freunden, die üblicherweise auch gemeinsam getroffen und eingeladen werden, gibt es meist auch eine ganze Reihe von »alten« Freunden. Ihre Freunde!

Das muss ja nicht immer im Sandkasten gewesen sein, auch die Schule, der Sportverein oder die Uni sind ideale Orte, um Freunde zu finden. Das Gute an ihnen: Sie kennen sich meist noch aus einer früheren Zeit, lange vor der Ehe. Sie wissen um die Pläne und Träume, die sich damals noch nicht um Babys und Kindergeburtstage drehten. Vielleicht erinnern die Freunde Sie daran, dass es ein Leben ohne Familie gibt und eine Seite an Ihnen, die alles andere als brav und ordentlich ist.

Hoch soll diese wilde Seite leben! Auch das ist ein Teil von Ihnen, und wenn sich der Indianer nicht ab und zu zeigen darf, werden Sie ganz mieslaunig, ohne eigentlich zu wissen warum.

Mit Ihren Freunden können Sie abhängen, klasse die Klappe halten, schrauben und über Autos reden, Motorrad fahren und auf den Sportplatz gehen. Sie können auch einfach einmal nichts machen, schon gar nichts Nützliches und stattdessen Kringel in den Sand zeichnen. Und Sie können ruhig einmal einen zu viel heben, zumal wenn Sie sich ein ganzes Wochenende in Kumpels Hütte reserviert haben. Ihre Freunde bringen Sie zum Lachen und lassen Sie wieder einmal Abstand finden.

So geht's: Abmelden!
Wenn Sie wissen, dass die Feier mit den Kumpels feuchtfröhlich enden könnte, planen Sie das Nachtlager direkt ein. Übernachten Sie sicher und ohne sich oder Ihren Führerschein zu gefährden. Nein, Sie brauchen Ihre Frau nicht als nächtlichen Chauffeur, um Spaß zu haben!

Vielleicht wird Ihre Frau Ihre Freunde beschränkt, primitiv oder völlig abgedreht finden ... Vielleicht wird sie die Treffen sogar eine Weile zu verhindern suchen. Ganz normal: Wer frisch verliebt ist, möchte alle Zeit der Welt mit dem geliebten Mann verbringen. Du sollst keine und keinen anderen neben mir haben! Wir wollen niemals auseinandergehen ...

Feiern und feiern lassen!

Ganz sicher kommt die Zeit, in der auch Ihre Frau froh sein wird, wenn Sie Ihre Freunde treffen. Sie muss nicht mehr mit auf den Sportplatz, keine verkohlten Grillwürste essen und nicht um die Wette Ski fahren. Das können Sie gerne mit Ihren Kumpels austragen.

Denn ganz bestimmt möchte sie auch ihre Freundinnen einmal wiedersehen. Alleine, ohne Sie!

Nur dann kann sie wirklich ablästern, sich einmal Luft schaffen und sich erinnern, dass sie auch schon eine Frau war, bevor sie Ehefrau wurde. Sie kann auf die Piste gehen, in den Autorenfilm, den Sie ganz sicher nicht sehen wollen, und zum Konzert ihres Lieblingssoul-Sängers, den Sie als »Schnulzenheini« verunglimpfen. Mit ihren Freundinnen kann sie Barockkirchen und Avantgarde-Ausstellungen besuchen, und ganz in Ruhe einmal über den Wochenmarkt und durch die Läden ziehen.

So geht's: Vertrauen ist gut
Vielleicht sind die besten Kumpels Ihrer Frau aber auch Männer? Seien es frühere Liebhaber oder der Lieblingskollege, wenn sie sich lieber alleine mit denen treffen möchte, brauchen Sie noch lange nicht misstrauisch zu werden. Wenn sie sagt, dass das ausschließlich ein Freund ist, sollten Sie ihr das einfach glauben. Schließlich hatte sie ja wohl die Wahl: Und hat sich für Sie entschieden.

Sie kann sich auch zu Hause mit ihren liebsten Freundinnen treffen, die gerne mal ein paar Tage lang bleiben können, wenn sie in anderen Städten wohnen. Da werden alte Erinnerungen ausgetauscht und Liebhaber verglichen: Und wer war nochmal Olaf?

Das geht Sie rein gar nichts an!

Auch Sie werden sicherlich in den Gesprächen gründlich durchgenommen werden. Wann kann man schon einmal unzensiert und unbeschwert über den besten Ehemann von allen lästern?

Dazu Iris: »Wenn mich meine Freundinnen besuchen, hat mein Liebster frei. Wir können dann den ganzen Abend darüber reden, wie trottelig sich Männer in Alltagsfragen anstellen und was wir so erlebt haben. Mit ihm und anderen. Wäre er dabei, würde er den ganzen Abend Rad schlagen und ich müsste mir wochenlang anhören, was für einen süßen Typen ich erwischt habe.«

Seien Sie großzügig, wenn sich Ihre Frau mit ihren Freundinnen treffen will und hüten Sie die Kinder. Gönnen Sie ihr ein Wochenende oder mehr, machen Sie sich derweil einfach selbst eine gute Zeit. Warum nicht mit den alten Kumpels? Jedem das seine. Macht beide glücklich und froh.

Checkliste: Die guten Freunde

- Sie müssen ihre Freundinnen nicht mögen. Sie muss aber auch Ihre Freunde nicht lieben.
- Gemeinsame Freunde pflegen Sie gemeinsam.
- Um Ihre speziellen Kumpels kümmern Sie sich besser alleine.
- Vereinbaren Sie ganze Wochenenden, dann haben Sie mal wieder richtig Zeit zu allem.
- Wenn Sie wieder zu Hause auftauchen, sind Sie gelöst und fröhlich. Und möglichst noch intakt.
- Wenn Ihre Frau mit ihren Freundinnen losziehen möchte, sind Sie großzügig – und nehmen die Kinder.

Alle Jahre wieder: Weihnachten!

Die Schulferien sind im Süden der Republik noch nicht zu Ende, da kommt es schon an den Kiosk – das erste dicke Weihnachtsheft der großen Frauenzeitschrift mit dem Titel: 30 Geschenke zum Selbermachen. Starten Sie jetzt! Und in den Supermärkten marschieren drohend die Weihnachtsmänner auf.

Die gute Ehefrau kann nun beginnen, Ideen zu sammeln und Listen anzulegen: Wer soll womit beglückt werden? Damit es auch in diesem Jahr wieder ein unvergesslich opulentes Fest werde. Zwischen diesem Tag im September und dem 24. Dezember haben aber noch ein Kind und ein halbes Dutzend Freunde Geburtstag, die selbstverständlich nicht vergessen werden dürfen. Ein Stricken und Schreinern und Sticken kann beginnen ... Ja? Wirklich?

Wohl dem, der sich vor Weihnachten *fulltime* um das Wohl der Lieben mühen kann. Doch das sind die wenigsten. Wer berufstätig ist, weiß, dass gerade im letzten Quartal der kollektive Wahnsinn ausbricht. Bei der Versicherung ist der Jahresabschluss fällig und der Chef drängt darauf, doch bitte den Resturlaub noch in diesem Jahr zu nehmen. So sind zusätzlich die Kollegen zu vertreten, die sich freinehmen können, während die Ersten ungeplant mit der Erkältungswelle kämpfen. Im Wartezimmer der Zahnärzte treffen sich die Säumigen, die eben noch zur obligatorischen Jahreskontrolle kommen wollen, mit den ersten, die sich mit den harten Lebkuchen und dem Mandelzeug bereits die teuren Kronen ruiniert haben. In den Redaktionen und Verlagen drehen alle rund: Vorgezogene Abgabetermine, denn zwischen Weihnachten und Januar geht bekanntlich gar nichts mehr: Die Herstellung hat dann genau wie die Druckerei geschlossen, und was dort gerade los ist, nicht auszudenken.

Da wäre es für alle doch am besten, Weihnachten ganz klein und fein zu feiern und auf die Geschenke zu verzichten. Oder?

Tradition verpflichtet

Doch ganz egal, was Sie sich vorgenommen haben. Vor den Festtagen trifft es selbst die größten Weihnachtsmuffel: Die Tradition schlägt zu. Die ersten werden weich und überlegen nur mal probehalber, wo sich das eine oder andere Geschenk organisieren ließe.

Die Frauenzeitschrift ist mit dem großen Backsonderheft längst durch und zeigt bereits die edel gedeckten Tische (»So wird die Tafel festlich«). Im nächsten Heft lauern schon die Kaufgeschenke, angepriesen mit dem Paniktitel: »Liebevolle Überraschungen in letzter Minute!« – Sie haben sich längst um ein Geschenk für Ihre Frau gekümmert, oder? Und Ihre Frau? Vielleicht beginnt sie gerade zu kreiseln und sich zu zerreißen und die diversen Listen abzuarbeiten. Allein die fällige Post kann ein ganzes Wochenende kosten!

Nahezu jeder von uns hat ausgesprochen idyllische und traditionelle Bilder im Kopf. Da grüßt nicht der pflegeleichte Alubaum, sondern eine zimmerhohe, üppig geschmückte Tanne, darunter die hübsch verpackten Päckchen mit den kleinen Anhängern, die eindeutig Absender und Beschenkten verraten und handschriftlich frohe Festtage wünschen. Die festlich geputzte Familie steht erwartungsvoll davor, vielleicht wird gar gesungen und musiziert und sei es nur einmal im Jahr ... Und leise rieselt der Schnee, ach ja? Und dann wird fein geklingelt und zur Bescherung gerufen. Und natürlich gibt es selbstgebackene Plätzchen in mindestens sieben verschiedenen Sorten.

Nur mal ein Beispiel zum Thema Backen.

In unserer Familie waren obligatorisch: Buttergebäck, also »Ausstecherle«, Zimtsterne und Zitronenherzen. Die »guten Schokoladendoppeldecker«, ein köstliches Spritzgebäck, das jeweils zu zweien mit selbstgemachter (!) Johannisbeermarmelade gefüllt und zur Hälfte mit dunkler Schokolade überzogen werden musste (wenn nur ein Tropfen Wasser in die Kuvertüre gerät, gerinnt die gesamte Masse und der Guss ist verdorben!). Basler Leckerli, die mindestens vier Wochen vor dem Fest zu fertigen waren. Das flotte Schwarz-Weiß-Gebäck und die dreistöckigen Nussschnitten. Dazu kamen weitere Sorten, die nach neuen Anregungen aus besagten Frauenzeitschriften entstanden und entweder ins allgemeine Repertoire aufgenommen wurden oder eben Ein-Weihnachts-Experimente blieben. Neben diesen Mengen an Kleingebäck musste natürlich ein Christstollen sowie mindestens eine selbst gebackene Linzertorte her. Ganz klar und ohne Diskussion.

Wenn Kinder da sind, herrscht das Diktat. Selbst erwachsene Kinder bestehen noch heute auf bestimmten Ritualen oder einer unentbehrlichen Dekoration. »Was, ihr habt keinen Baum? Dann kommen wir nicht!«

Die ganzen Erwartungen ergeben eine hochexplosive Mischung, die eine einzige Ehefrau einfach überfordern muss. Wie soll sie das alles leisten?

Wieder keine Kekse!

Wenn Ihre Ehefrau zur Perfektion neigt, braucht sie jetzt Ihre massive Unterstützung. Setzen Sie sich zusammen und überprüfen Sie die Listen: Und dann nehmen Sie den dicken Stift. Verabschieden Sie sich gemeinsam von ganzen Programmpunkten.

Auch gekaufte Kekse können lecker sein. Nein, jetzt wird nicht genölt. Ich liebe es beispielsweise zu backen. Aber wenn keine Zeit dafür ist, dann können einen fünfhundert Gramm geschmeidiger Butterteig zum Wahnsinn treiben. Nicht zu reden von der klebrigen Masse der Zimtsterne, die sich stets zu vermehren scheint statt abzunehmen.

Dieses Buch ist der unveränderte Reprint einer älteren Ausgabe.
Erschienen bei Fischer Digital
© S. Fischer Verlag GmbH, Frankfurt am Main 2014
Printed in Germany
ISBN 978-3-596-30023-5

So nicht: Mut zur Lücke!

Jahrelang ging der beste Ehemann bei Freundinnen und Nachbarinnen mit dem Spruch hausieren: »Bei uns gibt's wieder keine Kekse!« Gut so. Inzwischen verkünde ich dasselbe allüberall bereits im Herbst. Reine Taktik: Denn sollte sich dann wider Erwarten doch Zeit finden, ist die Freude umso größer.

Geplante Einladungen wie Adventskaffee und Punschabende können gestrichen oder ausgelagert werden: »Wollen wir uns nicht lieber einmal im Januar treffen?« – Oft stellt sich dabei heraus, dass auch die Gäste ganz erleichtert sind, da sie sich ebenfalls viel zu viel vorgenommen haben. Auch Alternativen kommen oft gut an, Spaziergänge im winterlichen Stadtpark zum Beispiel, während sich die Massen auf dem Weihnachtsmarkt drängen.

Entspannen Sie sich: Und wenn es keine Zeit für das liebevolle Aussuchen von Geschenken geben sollte, dann gibt es zu Weihnachten eben keine Geschenke. Sie sind schließlich freiwillige Gaben und keine Pflicht! Was einen nicht von den elterlichen Pflichten entbindet. Und den Pflichten den Eltern gegenüber.

Also: Was an Programmpunkten übrig bleibt, teilen Sie partnerschaftlich und in bewährter Art. Den Großeinkauf an Lebensmitteln machen Sie am besten gemeinsam, dann lassen sich selbst überfüllte Supermärkte besser ertragen. Scheuen Sie sich nicht, zu Fertigprodukten zu greifen! Einmal im Jahr darf es auch die Dose sein. Auch die Kombination kann sehr lecker sein. Selbstgemachter Kartoffelsalat und Wiener Würstchen, fertig gekaufte Königinnenpastetchen und Ragout fin aus der Dose, dazu ein großer Feldsalat. Oder sehen Sie in Ihre

Tiefkühltruhe: Profis haben zu entspannteren Zeiten einmal vorgekocht. Es muss nicht immer der große Flattermann sein: Nichts spricht gegen ein einfaches oder schnelles Essen an Heiligabend und den Festtagen. So bleibt mehr Zeit, sich auszuruhen und ein wenig im Bett zu bleiben, mit den Kindern zu spielen oder einmal ein ganzes Buch am Stück zu lesen. Mach mal was anders!

Weihnachten – das Fest der Diplomatie

Bei aller rasanten Rationalisierung bleiben da noch die Eltern, die im Turnus besucht werden müssen. Fahren wir in diesem Jahr zu meinen oder zu deinen Eltern? Wer ist mit der Einladung dran? Denn egal, wie lose und entspannt das Verhältnis während der übrigen elf Monate ist, an Weihnachten will die Familie zusammen feiern.

Gleiches Recht für alle: Selbst wenn die Kinder viel lieber bei ihren Eltern feiern, muss turnusgemäß doch auch mal seine Mutter besucht oder eingeladen werden. Wie soll das in diesem Jahr gehen, ohne dass jemand gekränkt ist?

Doch es gibt immer eine zweite Lösung. Wenn sich mit den beiden Familien keine Harmonie einstellen will, kann auch verreist werden. Auf Madeira ist es wunderbar an Weihnachten, genau wie im Schwarzwald oder in den Alpen.

Eine befreundete Familie trifft sich in jedem Jahr in einem anderen Hotel, der gediegene Rahmen diszipliniert die Teilnehmer der Feier – und entlastet die Köche und Köchinnen der Familie. Unterschiedliche Apartments erlauben allen so viele Freiheiten wie möglich. Selbst Teenager sind anderswo oft gut zu ertragen. Eine angenehme Lösung für alle, aber leider teuer. Doch wie auch immer Sie sich entscheiden wollen: Machen Sie sich locker, denn allen kann man es einfach nicht recht machen. Stehen Sie zu Ihrer Frau und Ihrer kleinen Familie. Und dann feiern Sie so, wie es am schönsten für Sie ist!

Checkliste: Weihnachten – das Fest der Lieben

- Wunderlicher Wahnsinn, dem man sich schwer entziehen kann: Kämpfen ist schwer, akzeptieren besser.
- Wer Kinder hat, kann Weihnachten nicht ausfallen lassen.
- So rechtzeitig wie möglich besprechen, wie und wo Sie feiern wollen.
- Feiertage mit den Eltern planen, diplomatische Lösungen finden.
- Mut zur Lücke: Machen Sie Ihrer Frau keinen zusätzlichen Stress.
- Geschenke besorgen: ein Job für zwei.
- Lebensmittel und Weihnachtsbäume: ebenso.
- Entspannen Sie sich, dann wird's ein schönes Fest!

Extras

Der Test: Sind Sie ein guter Ehemann?

In der Nacht hat es geschneit und Sie haben Räumdienst. Was tun?

- Umdrehen, weiterschlafen (A)
- Die Frau wecken und sagen: Schneeschippen verbraucht jede Menge Kalorien! (C)
- Aufstehen und selber schippen (B)

Sie stehen an der Kasse des Supermarktes und Ihre Frau hat den Geldbeutel vergessen. Wie reagieren Sie?

- Sie zahlen einfach (B)
- Sie murren und sagen etwas wie: Das hast du bestimmt wieder mit Absicht gemacht. Und dann zahlen Sie. (C)
- Sie legen ein gutes Wort für sie ein, damit sie anschreiben lassen kann. (A)

Im Restaurant werden die Speisen serviert, doch Ihrer Frau schmeckt es nicht. Was tun?
- Das ist ja wohl ihr Pech. Wieso wählt sie auch immer so experimentell? (A)
- Sie soll sich etwas anderes bestellen und muss dann eben warten. (C)
- Sie bieten ihr an zu tauschen. (B)

Ihre Frau ist verreist. Und nun?
- Ich halte mich weiträumig von der Küche fern. Wozu gibt es Kantine und Restaurant? (C)
- Ich schaue nach, was der Kühlschrank hergibt. Im Zweifel kaufe ich ein und koche mir etwas. (B)
- Meine Frau kann nicht alleine verreisen. Wie soll das denn gehen? (A)

Wegen der Kinder gab Ihre Frau den Job auf. Was tun Sie?
- Ich stecke ihr ab und zu einen Schein zu. (C)
- Nichts. Schließlich wollte sie ja unbedingt Kinder. (A)
- Ich bestücke ihr Konto monatlich mit der gleichen Summe, die ich auch zur freien Verfügung habe. (B)

Was tragen Sie zu Hause am liebsten?
- Freizeitkleidung, leger, aber schick. (B)
- Nichts anderes als sonst. Wieso sollte ich mich umziehen? (C)
- Jogginghose und Sweatshirt (A)

Was halten Sie von intimen Lippenbekenntnissen?
- Klasse, sie darf gerne aktiv werden! (A)
- Nicht so viel. (C)
- Wunderbar, wenn sie sich so fallen lassen kann! (B)

Auswertung

Zählen Sie zusammen, wie oft Sie A, B, oder C angekreuzt haben! Ihre Antwort finden Sie bei dem Buchstaben, der am häufigsten vorkommt.

Überwiegend A: Super! Sie sind ein Macho des alten Stils, ungebrochen und unangefochten von jedem Zweifel. Unfassbar, dass es Sie noch gibt: Sie sollten sich im Naturkundemuseum melden und unter speziellen Schutz stellen lassen. Als rares Exemplar einer bedrohten Art.

Überwiegend B: Zumindest theoretisch sind Sie ein Ass. Wenn Sie das alles auch so umsetzen, werden Sie eine glückliche Ehe führen: Partnerschaftlich und anregend, prickelnd und liebevoll. Ein wohltuender und sicherer Rahmen, auch für die Kinder.

Überwiegend C: Auch gut gemeint ist das Gegenteil von gut! Wenn Sie vordergründig etwas für Ihre Frau tun, verbirgt sich dahinter doch die große Gedankenlosigkeit. Hören Sie auf, sie vor anderen bloßzustellen oder sich gönnerhaft zu geben. Großzügigkeit sieht anders aus!

Die Top Ten der Ärgernisse oder: seine größten Fehler!

Abwesenheit: Er ist nicht da!
Autismus: Er ist da, aber mit den Gedanken woanders.
Partielle Taubheit: Er hört nicht zu!
Egoismus: Er sorgt vor allem für sich.

Gedankenlosigkeit: Er übernimmt keine Verantwortung, sondern reagiert nur auf ausdrückliche Aufforderung.
Niveaulosigkeit: Er wiederholt ständig die doofsten Sprüche und Witze.
Gemeinheit: Er haut immer in dieselben Kerben.
Pedanterie: Er ist pingelig in Kleinigkeiten.
Oberlehrergehabe: Er bevormundet oder kritisiert mich vor anderen!
Trägheit: Wann immer er kann, lässt er sich vor den Fernseher fallen!

Die Top Ten der Freuden oder: seine größten Pluspunkte

Solidarität: Egal, was ich mache, er steht zu mir.
Liebe: Er zeigt mir immer, dass er mich liebt.
Humor: Er bringt mich zum Lachen.
Gelassenheit: Er bleibt ruhig, selbst wenn ich ausraste.
Leidenschaft: Er mag immer, wenn ich mag.
Kochkünste: Er kann wunderbar kochen.
Geduld: Er kann sich endlos in die Lösung eines Problems vertiefen.
Kreativität: Er hat witzige Ideen und Sinn für Spielereien.
Aktivität: Er spielt gerne mit den Kindern!
Heldenmut: Er steht vor mir auf und macht das Frühstück. Er kämpft mit Mücken und Mäusen. Er fährt im Dunkeln quer durch die Stadt, um mich abzuholen.

Literatur

Bamberger, Christoph, *Besser leben, länger leben*, Knaur Verlag, München 2006

Bergemann, Petra, *Business-Knigge. Wie Sie überzeugend auftreten – wie Sie Fehler vermeiden*, Eichborn-Verlag, Frankfurt am Main 2001

Bengtsdotter, Estrid/Kühlhorn, Lotta, *Sauber! Putzen mit Pep*, Ehrenwirth Verlag, Bergisch Gladbach 2000

Boie, Kirsten, *Mit Jakob wurde alles anders*. Süddeutsche Zeitung Junge Bibliothek, München 2006

Bonneau, Elisabeth, *Gastgeber-Knigge*, Gräfe und Unzer Verlag, München 2005

Burger, Doris, *Der Sex-Knigge. Davor – dabei – danach*, Piper-Verlag, München 2005

Burger, Doris, *Fitness statt Nikotin*, BLV, München 2001

Burger, Doris, *Fitness für Gestresste*, BLV, München 2000

Burger, Doris/Klemp, Kathrin, *Sag mir, was er trägt und ich sage dir, wie er küsst. Ein Männerbestimmungsbuch*, Ehrenwirth Verlag, Bergisch Gladbach 2004

Burger, Doris/Schlichting, Gesa, *Fitness mit Kind*, BLV, München 2001

von Cramm, Dagmar, *Kochen für Kinder*, Gräfe und Unzer Verlag, München 2004

von Cramm, Dagmar: *Kinder-Koch-Alphabet*, Gräfe und Unzer Verlag, München 2002

Fischer, Joschka, *Mein langer Lauf zu mir selbst*, Kiepenheuer & Witsch, Köln 1999

Finkbeiner, Bernhard/Brekle, Hans-Jörg, *Frag Mutti. Das Handbuch nicht nur für Jungesellen,* Fischer-Verlag, Frankfurt 2006

Großkopff, Rudolf, *Unsere 50er Jahre. Wie wir wurden, was wir sind,* Eichborn Verlag, Frankfurt 2005

Hanisch, Horst, *Kulinarischer Knigge,* Bassermann Verlag, 2001

Heinemann, Helen Maja, *Eltern werden – Liebespaar bleiben. 50 Tipps, damit die Liebe überlebt*, Rowohlt Verlag, Reinbek 2005

Hertzer, Karin/Wolfrum, Christine, *Lexikon der Irrtümer über Männer und Frauen,* Eichborn Verlag, Frankfurt 2001

Holzberg, Oskar/Gaymann, Peter, *Papa ist fertig. Vom Leben mit den lieben Kleinen,* Diana Verlag, München 2006

Kast, Bas, *Die Liebe und wie sich Leidenschaft erklärt,* S. Fischer Verlag, Frankfurt 2004

Klemp, Kathrin/Niemann, Christiane, *Putz dich fit! Glücksmomente mit Schrubber und Co.*, Nymphenburger Verlag, München 2007

Laue, Birgit, *100 Fragen: Geburt*, Rowohlt Verlag, Reinbek 2004

Mähler, Bettina/Osenbrügge, Karin, *Die ersten Wochen mit dem Baby*, Rowohlt Verlag, Reinbek 2002

Ochs/Orban, *Was heißt schon Idealfamilie*, Eichborn Verlag, Frankfurt am Main 2002

Pearson, Allison, *Working Mum*, Rowohlt Verlag, Reinbek 2004

Salis, Bettina, *Freudentränen und Babyblues*, Rowohlt Verlag, Reinbek 2003

Seelmann, Kurt, *Woher kommen die kleinen Buben und Mädchen*, Ernst Reinhardt Verlag, München, Basel, 7. Auflage 1964